발모의 기술

탈모와의 전쟁에서 반드시 이기는 최강의 발모법

발모의 기술

· 이해민 지음 ·

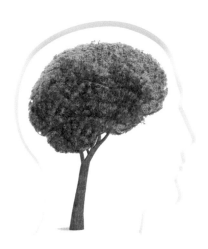

서촌

일러두기

동양과 서양의 의학에 대한 비교는 저자의 가설입니다.

똑똑한 원숭이와
101번째 원숭이의 차이를 아는가

혹시 101번째 원숭이 이야기를 들어본 적 있는가? 이 이야기는 한 과학자가 원숭이들을 관찰하다가 발견한 '100마리째 원숭이 현상(The Hundredth Monkey Phenomenon)'에 대한 것이다.

한 과학자가 일본 어느 섬에 살고 있는 원숭이 무리의 행동을 관찰하던 중 신기한 현상을 발견했다. 원숭이 한 마리가 흙 묻은 고구마를 바닷물에 씻어서 먹는 것이었다. 다른 원숭이들은 고구마를 그냥 먹는데 그 원숭이만 물에 고구마를 씻어 먹었다. 그 원숭이의 행동이 재미있어 자세히 관찰하던 중 그 원숭이와 친한 다른 원숭이도 흉내를 내어 고구마를 씻어 먹기 시작했다. 그러자 주변의 다른 원숭이들도 서서히 고구마를 물에 씻어 먹기 시작했다.

그러던 어느 날 정확히 101번째 원숭이가 고구마를 물에 씻어 먹기 시작하면서 그 섬에 있는 모든 원숭이가 고구마를 씻어서 먹는 습관이 생겼다. 그뿐만 아니라 그 섬에서 멀리 떨어진 다른 섬의 원숭이들도 고구마를 물에 씻어 먹기 시작했다. 보이지 않는 장(場) 속에서 원숭이들 사이에 정보가 공유되었다고 할 수 있다.

어떤 행위를 하는 개체 수가 일정량에 이르면 그 행동이 그 집단 내에서만 국한되지 않고 거리나 공간을 넘어 확산된다는 것이 '100번째 원숭이 현상'이며 미국 과학자 라이언 왓슨이 이름 붙였다.

100마리째 원숭이 현상은 탈모를 정복하는 일과 매우 비슷하다. 고구마를 물에 씻어 먹지 않던 일본 원숭이처럼, 현대인은 대부분 탈모가 난치 또는 불치라고 믿고 현대 의학적 방법인 약물요법이나 모발이식으로 증상을 완화하거나 임시방편으로 모발을 관리하면서 살아가고 있다.

이 책은 똑똑한 원숭이 한 마리가 흙 묻은 고구마를 바닷물에 씻어 먹는 방법을 발견한 것처럼, 발모 방법을 알려준다. 발모 테크닉을 익히고 기술을 향상시키면 탈모 부위의 퇴화된 발모력이 복원되면서 궁극적으로는 탈모 완쾌에 이를 수 있다.

탈모와 비만은 매우 유사하다. 눈으로만 봐도 탈모인지 아닌지, 비만인지 아닌지를 바로 확인할 수 있다. 또한 노력 여하에 따라서 살이 빠지는지 아니면 더 찌고 있는지를 눈으로 확인할 수 있다. 탈모도 머리카락이 나는지 아니면 더 빠지는지, 그저 현 상태를 유지하는지를 눈으로 바로 확인할 수 있다. 이처럼 탈모와 비만은 아주 정직하다.

비만을 고치는 다이어트 방법은 널리 알려져 있다. 대부분의 비만인은 의사의 도움 없이도 스스로 1개월에 몇 킬로그램을 감량하여 몇 개월째에 목표 체중에 도달할지 계획을 세워서 실천할 수 있다.

탈모 치료도 다이어트 방법과 같다. 탈모인이 이 책 내용을 완전히 이해하면 의사의 도움이나 처방 없이도 스스로 치료가 가능하다. 다이어트도 어떤 방법을 적용하여 하듯이 탈모도 어떤 방법으로 실천하면 한 달에 몇 %씩 복구할 수 있다. 더 나아가 몇 개월 동안 구체적인 계획을 세워서 실천하면 발모뿐 아니라 탈모 이전의 상태로까지 회복될 수 있다.

시중에는 많은 다이어트 방법이 있지만, 그 과정에서 배고픔과 고통을 참아야 하기에 선뜻 실행에 옮기지 못하거나 실행하더라도 대부분 중간에 포기하기 때문에 성공하는 사람이 적다. 그러나 탈모는 방법을 알면 실행하기 어렵지 않다. 꾸준히 실행만 한다면 성공 확률도 높다. 이처럼 방법을 알면 탈모에서 해방될 수 있는 것이다.

탈모시대에는 탈모가 불치였지만, 지금은 발모가 가능한 시대다. 발모시대에는 탈모를 고칠 수 있고 완쾌할 수 있다. 이제 탈모인들은 발모시대를 바라보고 나아가야 한다.

물리적 원리를 알면
탈모 해법이 보인다

동양의학과 서양의학은 어떤 차이가 있을까. 몇몇 사람들은 서양의학이 현대 의학이며 과학화된 의학이라 생각하고, 동양의학은 비과학적이며 낙후된 의학이라고 생각한다. 특히 이런 생각을 하는 이들 중에는 안타깝게도 젊은이가 많다. 과학은 원리가 있고 규칙과 통계가 있으며 무엇보다 설명이 가능하다. 그리고 서양의학은 이러한 과학을 기반으로 한다. 하지만 의술과 치료법에는 아직 현대 과학 기술로도 해석하지 못하는 것이 많다. 따라서 서양의학만을 믿고 동양의학을 비과학적이라고 섣불리 치부해서는 안 된다.

서양의학과 동양의학의 가장 큰 차이는 인간을 보는 시각과 해석에 있다. 서양의학은 인간을 '인체'로 국한해서 보는 인체의학이다. 반면에 동양의학은 인체에 국한하지 않고 인간이 '인체와 기와 영혼'으로 구성되었다고 보는 인간의학이다.

인간을 바라보는 관점이 다르듯이 질병을 치료하는 힘이 무엇인지에 대한 시각도 다르다. 필자는 서양의학은 '인체가 가진 면역력', 동양의학은 인간이 가진 본연의 힘인 자연에너지 즉 '자연치료력'에 바탕을 두었다고 생각한다.

일반적으로 사람들은 약물을 사용하고 현미경으로 세포와 인체를 해석하고 질병을 파악하는 서양의학을 과학적이라고 생각한다. 서양의학은 화학, 즉 약물을 바탕으로 하며 약물로 질병을 치료하지 못할 때 물리적인 방법인 수술이나 이식 등으로 질병을 치료한다.

현대 물리학이 발달함에 따라 보이지 않는 세계에서의 기(氣)와 유체의 흐름이 물질에 어떤 영향을 주는지가 속속 밝혀지고 있다. 과거에 우리는 체했을 때 약을 먹기도 했지만 그보다는 손가락에 피를 내는 민간요법에 더 의존했다. 바늘이나 침으로 손과 발에 침을 놓으면 신기하게도 체한 것이 확 내려가고 속이 편안해졌다. 과거에는 손발에 침을 놓고 손가락에서 피를 내면 속이 시원해지는 이유를 몰랐지만, 지금은 과학의 발달로 그 이유가 밝혀졌다. 인간은 소우주이기 때문이다. 즉 인간이 우주의 모든 소립자를 가지고 있다는 이론이다.

소우주의 원리에 의하면 회오리바람의 원리와 인체가 체하는 원리가 유사하다. 아래쪽에 찬 바람을 불어넣고 위쪽으로 더운 바람을 불어 넣으면 위의 더운 공기와 아래의 찬 공기가 충돌하면서 회오리바람이 일어난다. 아래쪽에서 불어오는 찬 바람을 뜨거운 공기로 바꿔주면 아래와 위 모두 뜨거운 공기층이 형성되어 회오리바람은 사라진다. 이런 물리적인 원리가 체한 것을 치료할 때에도 적용된다.

즉 두뇌와 심장 주변에는 항상 열이 있고, 열기가 흐른다. 스트레스로 두뇌와 심장의 열은 높아지는데 하체는 차가우면 하체의 찬 공기와 심장의 더운 공기가 충돌이 일어나 내부에 회오리바람이 일어나는 것이다. 심하면 회오리처럼 위로는 토하고 아래로는 설사하는 현상인 위경련, 즉 동양의학에서 말하는 토사곽란(吐瀉癨亂, 토하고 설사하여 배가 심하게 아픈 증상)이 나타난다. 가볍게 체한 것은 약으로 잘 뚫어지지만, 토사곽란은 약으로 잘 해결되지 않아 병원 신세를 지기도 한다.

이때 물리적인 원리를 아는 사람이 처치한다면 어떨까? 발을 따뜻하게 하고 손과 발가락 사이에서 피를 뽑으면 피의 흐름이 원활해지고 하체에 따뜻한 공기가 흐르면서 토사곽란이나 체한 것이 쉽게 풀어질 것이다.

이렇듯 동양의학은 인간을 인체로만 바라보지 않는다. 인체뿐 아니라 인간이 가진 다양한 힘을 함께 고려한다. 지식을 활용하는 힘, 계획을 세우는 힘, 기를 발생시키는 힘, 마음의 힘, 관계(인프라)를 가지는 힘을 고려해서 그 인간을 살핀다. 이것이 바로 동양의학과 서양의학의 결정적인 차이다. 이렇듯 필자는 질병을 치료할 때 서양의학은 화학을 바탕으로 한 방법을 사용한다면 동양의학은 물리를 바탕으로 한 방법을 사용한다고 여긴다.

그래서 동양의학은 인간을 치료하는 약물들도 물질뿐 아니라 기운과 영혼을 가진 생명체로 본다. 약물이 지닌 고유한 '성질'과 '기질'을 바탕으로 한 물리적인 방법으로 인간과 약물이 상생할 수 있는 배합을 하여 질병을 치료한다.

어떤 문제를 풀 때 첫 단추를 잘못 끼우면 그다음 단추부터는 자연스럽게 잘못 끼우게 된다. 인간이 지닌 질환 중에 가장 잘못 풀고 있는 질환이 바로 탈모다. 가장 쉽게 풀 수 있는 것인데도 첫 단추를 잘못 끼운 탓에, 탈모는 완쾌가 불가하다는 인식과 오명이 널리 퍼진 것이다.

성인병은 치료하는 사람에 따라 화학적인 방법으로 풀 때가 있고 물리적인 방법으로 풀 때가 있다. 또 인간의 관점에서 풀 때가 있고 인체의 관점에서 풀 때가 있다. 운동성 질환으로 풀 때가 있고 사고성 질환으로 풀 때가 있다.

예를 들어 중풍 환자가 마비된 팔다리를 재활하거나 비만인이 살을 빼야 한다면 물리적인 방법(즉 육체를 움직이는 운동)으로 풀 때 성공 확률이 높다. 바이러스나 세균에 감염된 질환을 치료해야 한다면 화학적인 방법(즉 약물 치료)으로 풀 때 성공 확률이 높다.

우울증, 공황장애 같은 의식장애와 탈모는 화학적인 방법보다는 물리적인 방법으로 풀 때 성공 확률이 높다. 의식과 발상을 전환하는 사고 운동을 통해 푸는 것이다. 탈모는 탈모의식을 발모의식으로 전환시키는 방법을 통해 해결할 수 있다.

탈모인은 가장 우수한 방어 체계를 가졌는데도 오히려 열성 유전자를 물려받은 인간이라고 잘못 알려져 있다. 탈모인은 외모적인 콤플렉스는 물론이고 자녀에게 열성 유전자를 물려준다고 하여 탈모를 창피하게 느끼지만, 사실 탈모인은 성인병이나 노화를 어느 정도 막는 방어 시스템을 가진 존재다. 오히려 자긍심을 가져야 한다. 탈모는 치료 방법이 단순하고 치료 기간도 짧으며 완쾌 확률도 높은 질환이라는 것을 알았으면 한다.

현대 의학이나 현대인은 인체의 화학적인 성분과 수학적인 수치를 과학적이라고 여기고 맹신한다. 여기에만 해답이 있다고 생각한다. 그래서 바이러스나 세균으로 인한 질환들은 현대 의학에서 어느 정도 만족할 만한 답을 얻었다. 그러나 과도한 스트레스로 인해 생기는 성인병들은 현대 의학으로 증상을 일시 완화할 뿐, 만족할 만한 해답을 찾지 못하고 있다.

우리는 다이어트에는 약물보다 소식과 운동이라는 물리적인 방법이 해답이라는 것을 잘 알고 있다. 탈모도 다이어트와 유사한데도 이를 알지 못해 화학적인 방법에서만 해법을 찾다가 한계에 부딪히고, 일시적으로 모발을 풍성하게 해주는 모발이식으로 해결하려 한다.

비만과 탈모처럼 인간이기에 생기는 질병은 인간의 관점에서 바라봐야만 해답을 찾을 수 있고 풀 수 있다. 인체에서만 답을 찾으려는 현 상황이 안타까운 이유다.

대부분의 사람이 탈모의 원인을 찾을 때 "어떤 성분이 두피에 과도한 스트레스를 주었는가?", "샴푸나 비누 등 어떤 화학적인 성분이 탈모를 유발했는가?"와 같이 탈모를 만든 화학적인 성분과 원인을 찾아내려 한다. 마치 그 성분만 찾아내 제거하면 탈모에서 해방이라도 되는 것처럼 말이다. 그러나 이것은 "어느 화학적인 성분이 최고 갑부인 빌 게이츠를 만들었는가?"라고 묻는 것과 같다.

따라서 필자는 탈모의 진짜 원인을 알고 싶다면 "그 사람의 어떤 기질과 사고 습관이 과도한 스트레스를 받게 했는가?", "어떤 물리적 기질과 성질이 탈모가 되게 하고, 발모가 되게 하는가?"라고 질문하여 원인과 해결책을 물리적인 방법에서 찾아야 한다고 생각한다.

이는 "어떤 기질과 성질이 당신을 선생님이란 직업에 종사하게 했는가?", "어느 물리적 기질과 성질이 빌 게이츠를 최고 갑부로 만들었는가?"라고 물으면서 해답을 찾는 것과 같은 원리다.

어느 것이 해답을 찾는 것이 쉬울까? 우리는 인간이기에 사회적·육체적·정신적·물리적으로 주어지는 힘들로부터 과도한 스트레스를 받고 있다. 인간이기에 선생도 되고, 빌 게이츠도 되고, 탈모도 된 것이다. 그 원리를 이해해야 탈모의 해답을 얻을 수 있다.

I

인식을 전환하면 발모가 가능하다

현재의 탈모에 대한 인식, 선입관을
바꿔야 '발모시대'로 간다!

탈모시대에
탈모는 왜 불치인가

지금은 왜
탈모시대인가?

　　　　　필자는 오늘날을 '탈모시대'라 부른다. 탈모시대란 탈모를 이야기하고 관심이 많지만, 탈모는 유전 때문이라거나 불치병이라는 확신에 빠져 발모하려는 사람을 비웃는 시대다.

　대부분의 사람은 발모에 대한 지식이 없고 방법도 모른다. 탈모 치료와 발모와 탈모 완쾌가 어떻게 다른지도 모른다. 탈모에 대한 왜곡된 지식이 정설인 것처럼 세상에 퍼져 있어 이를 의심조차 하지 않는다.

탈모였던 아버지와 할아버지를 둔 후손들은 언젠가 자신도 탈모가 될 것이라며 두려움에 떤다.

또한 두피에 열이 있으면 머리카락이 빠질 것이라고 불안해할 뿐, 그 열로 발모가 가능하다는 사실 자체를 불신하는 시대다. 탈모인들은 근본적인 방법을 찾아보지도 않은 채, 모든 노력을 다했는데 탈모를 고칠 수 없었다고 과장되게 말한다. 그리고 탈모인이 발모를 위해 노력한다

탈모 완쾌가 어려운 이유?

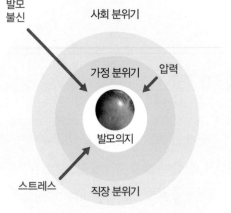

탈모인이 발모를 위해 노력하면 가족, 지인, 직장 동료들은
격려와 응원보다는 부정적인 말을 해서 탈모인들의 의욕을 꺾는다.

고 선언하면 가족, 지인, 직장 동료들은 격려와 응원보다는 부정적인 말을 해서 탈모인들의 의욕을 꺾는다.

발모기술을 터득하여 머리카락이 나게 하는 것은 쉽다. 그러나 발모를 넘어 탈모 완쾌에 이르려면 꾸준히 노력하고 자신과의 싸움을 하여야 한다. 한마디로 탈모의식과 발모의식의 멘탈 싸움이다. 발모기술이 뛰어나서 발모를 이야기하고 노래하더라도, 탈모인의 내면에 굳게 박힌 탈모의식은 부지불식간에 의욕을 떨어지게 한다. 또한 가정과 직장에서 응원하고 돕지 않는 분위기라면 발모의욕이 떨어지면서 중도에 포기하는 상황도 만들어진다.

발모시대가 되면 탈모처럼 치료가 용이한 것이 없다. 시간도, 에너지도 별로 들지 않는다. 지금이 탈모시대라도 발모 자체는 어렵지 않다. 그러나 완쾌까지 꾸준하게 발모생활에 집중하기란 주변의 여러 방해 공작으로 쉽지 않다.

이런 분위기 속에서 완쾌하려면 가정은 물론 직장과 친구들 등 주변에서 발모를 적극 지지하고 도와줄 수 있는 환경을 만들어야만 한다. 다만 탈모 영역이 넓지 않은 가벼운 탈모의 경우에는 주변의 방해가 있더라도 3개월 내에 완쾌가 가능하다.

탈모인들의
생각과 현주소

        발모에 대한 지식이 전혀 없어 탈모는 불치라고 믿는 탈모인이 많다. 그들은 현대 의학으로 발모가 가능하며, 약을 장기적으로 사용하면 부작용이 생기거나 혹은 약을 끊으면 요요현상으로 머리카락이 더 빠진다고 생각한다. 그래서 대부분이 전력을 다해 발모와 탈모 완쾌를 시도하지 않고 시늉만 내다가 포기한다. 자신이 노력하는 것보다는 발모제가 알아서 머리카락을 풍성하게 해주기만을 바라는 것이 대부분 탈모인들의 솔직한 마음일 것이다.

탈모인들의 일반적인 생각

  사람들은 지금 탈모 치료, 발모, 탈모 완쾌를 구분하지 못하고 섞어서 사용한다. 탈모인뿐 아니라 거의 모든 사람이 그러하다. 현대 의학으로 머리카락이 덜 빠지게 하거나 머리카락이 나게 할 수는 있어도 탈모는 '불치'라고 믿는다. 그러나 이것은 사실이 아니다. 애초에 첫 단추부터 잘못 꿰었기 때문일 경우가 대부분이다.

  먼저 탈모 치료와 발모, 탈모 완쾌가 어떻게 다른지부터 알아야 한다. 대부분의 사람이 탈모 치료, 발모, 탈모 완쾌를 모두 탈모 치료 과정으로 알고 있다. 탈모 치료제와 발모제 역시 구분하지 못한다.

탈모인들의 일반적인 생각

 탈모인의 바람

노력하지 않아도 '발모제'가 알아서
완쾌를 시켜주었으면

 탈모 치료: 탈모 샴푸로 머리카락이
빠지지 않도록 하는 것

불행히도 탈모 치료도 제대로 못 하고
머리카락이 더 빠짐

 발모: 현대 의학의 '발모제'를
사용할 때만 머리카락이 남

현대 의학의 '모발이식'으로 머리카락이 남

 현대 의학의 **발모제**와
모발이식은 일시적 효과

대부분의 탈모인: **요요현상 경험** 후
방치 또는 포기

현재의 탈모 치료는 '머리카락이 빠지지 않게 하는 것'에 집중하고 있다. 그래서 약을 먹거나 바른다. 그러나 대부분의 치료는 제대로 되지 않고 머리카락도 더 빠진다. 결국 탈모 샴푸를 쓰면서 더 이상 빠지지 않기만 바라게 된다.

현대 의학에서 말하는 발모는 발모제를 발라서 탈모 부위에서 머리카락이 나거나 모발이식을 하는 것이다. 이것은 결코 근본적인 해결책이 될 수 없다. 심지어 병원도 아닌 두피클리닉 같은 곳에서 탈모 치료와 발모를 시도하는 사람도 다수다.

약을 사용하면 일시적으로 머리카락이 난다. 하지만 부작용이나 내성 등의 이유로 약을 중지하면 머리카락이 더 빠진다. 최근에는 모발이식으로 머리카락을 풍성하게 하려는 탈모인이 늘어났다. 모발이식을 2~3회 시술한 사람도 있을 정도다. 현대 의학으로 밝혀진 여러 가지 치료를 시도해본 탈모인들은 대부분 요요현상 또는 방치 상태로 인해 점점 탈모 면적이 넓어지면서 절망의 늪으로 빠지고 있다.

탈모인들의 현주소

안타깝게도 대부분의 탈모인들은 '탈모는 불치'라는 생각에 빠져 탈모를 방치하거나 탈모 샴푸에 의존해 머리카락이 덜 빠지기만 바란다. 불행하게도 이런 상태에서는 탈모 면적이 점점 넓어질 뿐이다. 치료하려는 의지가 있는 사람은 부작용이 나타나면 약 복용을 일시 중지했다가 재개하는 생활을 반복하기도 한다. 그럼에도 약을 먹을 때에만 나아질 뿐이어서 탈모인의 절망은 커지고만 있다.

탈모시대에
완쾌가 불가능한 이유

현대 의학의 약물요법과 모발이식으로 인위적인 발모는 가능하지만 발모력 자체를 길러서 탈모가 완쾌되는 것은 불가능하다. 필자가 이렇게 단언하는 것에는 이유와 근거가 있다.

현대 의학의 한계 ① : 인체만 고치는 의학

우리는 인간과 인체를 구분하지 않고 사용하지만, 의학의 관점에서 보면 인간과 인체는 분명히 다르다. 인간은 인체를 포함하지만 인체는 인간의 일부분이다. 현대 의학은 오로지 인체의 관점에서만 질병을 관찰하고 치료한다. 그래서 인체뿐 아니라 마음과 감정과 기운을 가졌기에 나타나는 노화, 당뇨, 고혈압, 탈모, 암 같은 성인병에 속수무책이며 약으로 증상만 완화할 뿐이다. 인간이 아닌 인체에서 원인을 찾고 인체의 힘으로 치료하려 하니 속수무책인 것이다.

현대 의학의 한계 ② : 화학 성분으로 조제한 약

화학은 분명히 현대 의학을 발전시키는 데 기여했다. 그러나 화학적으로 질병을 분석하고 이를 바탕으로 약을 제조하여 치료하는 것이 오히려 현대 의학의 한계를 만들었다. 그중 가장 큰 한계는 '화학적 성분으로 제조한 약'이다. 인체는 자극에 맞춰 반응하면서 스스로 화학 성분을 조절할 수 있다. 그런데 화학적인 성분을 가진 약이 들어오면 인체 스스로 만들어내던 기능이 위축되고, 약을 오래 복용하면 그 화학 성분을 만들어내는 인체의 해당 기능이 아예 사라질 수도 있다.

현대 의학의 한계 ③ : 화학적 치료 방법

물리법칙에 따르는 인체는 관성, 즉 현 상태를 유지하려는 본성을 갖는다. 관성의 본능을 가진 인체에게 화학적인 약은 매우 불편한 존재다. 의사는 변화를 싫어하는 육체가 질병을 낫게 하는 쪽으로 약을 조절한다. 그러나 약 조절이 실패할 경우 인체는 부작용으로 고생하게 된다.

인체는 스스로 자극에 맞는 반응을 하면서 자극을 조절하는 화학 작용을 할 수 있다. 그런데 화학적 약물로 인해 인체 스스로 만들어내던 성분들을 만들어내는 기능이 위축되거나 아예 기능이 사라질 수 있다. 또한 장기간 같은 성분이 들어오면 과잉 축적이 되어 부작용이 생길 수가 있다.

화학요법의 장단점

질병은 크게 두 가지로 나뉜다. 하나는 코로나19처럼 바이러스와 세균들이 외부에서 침략해서 걸리는 질병이다. 이런 질병은 화학 성분으로 만든 약들의 치료 효과가 빠르다.

또 하나는 노화, 성인병, 탈모처럼 과도한 스트레스로 생기는 질병이다. 이런 질병은 젊고 건강하고 모발이 풍성하도록 하는 우성 유전자들이 열성 유전자들과의 싸움에서 져서 생긴다. 약을 먹는다고 해서 발모 유전자가 탈모 유전자를 물리칠 수 없듯이 이런 질병들은 화학 성분의 약으로는 치료가 되지 않는다. 탈모든 발모든 모두 자신에게서 나온 결과물이기 때문이다.

해결 방안 : 인간이 지닌 다양한 물리적 에너지

"트럼프 대통령의 어떤 성분이 그를 대통령으로 만들었을까?"와 "그의 어떤 기질, 성질, 사고 습관이 그를 대통령으로 만들었을까?" 중에서 어느 질문이 답을 찾기 쉬울까?

질병도 마찬가지다. "어떤 성분 때문에 노화, 암, 당뇨, 고혈압, 탈모가 생겼나?"와 "어떤 기질, 성질, 사고 습관 때문에 노화, 암, 당뇨, 고혈압, 탈모가 생겼나?" 중에서 어느 질문이 답을 찾기 쉬울까?

인체는 인간 자체가 아니다. 인체는 인간의 수용체, 보장체, 표현체, 발현체다. 인간은 보편적으로 6가지 이상의 힘을 가진 복합체다. 육체가 가진 체력, 정보를 활용하는 지력, 원함을 현실로 나타내기 위한 기획과 실행력, 우성과 열성 유전자들이 표출하는 의식들을 다스리는 기발생력, 인간성을 보존하려는 마음의 힘, 인간의 미시와 거시 세계의 관계력 등이 모두 인간이 가진 물리적인 힘이다. 이 물리적인 힘을 어떻게 사용하는가에 따라 거대한 에너지를 가진 대통령이 될 수도 있고 에너지가 거의 없는 늙고 병든 인간이 될 수도 있다.

탈모시대에
발모, 탈모 완쾌하려면

우리가 휴대전화를 만드는 방법을 몰라도 사용하는 데에는 아무런 불편함이 없다. 발모도 마찬가지다. 발모제를 만드는 방법은 몰라도 된다. 단지 발모 방법을 알고 기술을 익혀서 자신에게 필요한 만큼 사용하면 된다. 탈모인 역시 자신이 할 수 있는 만큼의 방법을 선택해서 사용하면 그만큼의 결과가 나온다.

현재의 서양의학으로 발모를 시킬 수는 있으나 탈모 완쾌는 불가능하다. 필자가 말하는 '발모시대'는 발모 생각만 하면 되기 때문에 누구나 쉽게 머리카락이 나고 탈모 완쾌가 가능하다. 하지만 탈모에 대

사회는 탈모 분위기

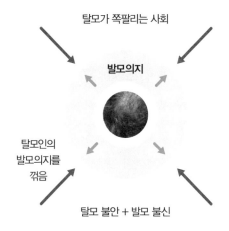

탈모를 완쾌하고 싶다면 발모를 불신하는 사회 분위기에도
꿋꿋이 발모를 이야기하고 노래하는 발모 광팬이 되어야 한다.

한 선입관, 주위의 유혹과 악플 등에 영향을 받는다면 꾸준히 발모
행위를 하기가 쉽지 않다.

　오늘날 탈모를 완쾌하고 싶다면 '나는 발모 선구자가 되겠다'는 강
한 의지가 있거나, 발모를 불신하는 사회 분위기에도 꿋꿋이 발모를
이야기하고 노래하는 발모 광팬이 되어야 한다. 그런 강한 의지와 능
동적인 노력이 있어야 발모가 촉진되고 나아가 탈모 완쾌가 가능하다.

야구나 축구에 관심이 있는 사람이라면 알겠지만, 프로 선수들은 대부분 30대에 은퇴한다. 이들은 40대에도 꾸준히 선수 생활을 하고 싶어 하지만 사회 분위기는 30대 중반만 넘어가도 노장 취급을 하며 언제쯤 은퇴할지를 계속 묻는다. 그래서인지 대부분 충분히 현역으로 뛸 수 있는 실력과 체력을 가지고도 40대가 되기 전에 은퇴하고 만다.

일본의 프로야구 선수 스즈키 이치로는 이런 분위기 속에서도 40대 중반이 넘도록 선수 생활을 했고, 국가대표였던 김병지 축구 선수도 철저한 자기 관리로 45세까지 프로 리그에서 뛰었다. 조지 포먼은 50대까지 프로 권투 선수로 나서면서 40대가 넘어서도 선수 생활을 할 수 있다는 본보기를 보였다.

50대의 탈모인이 발모를 하겠다고 하면 지인이나 직장에서는 이를 비웃고 불가능하다고 여긴다. 그러면 대부분 쉽게 발모의지가 꺾이면서 발모생활을 포기한다.

그러나 이런 사회적 분위기를 이겨내고 꾸준히 발모생활을 하면서 완쾌하고자 노력하는 소수의 탈모인들이 있다. 그런 사람이 탈모시대를 발모시대로 바꿀 수 있다.

탈모는 불치라는 생각이 확고한 시대에는 발모가 가능한 도구와 방법이 개발되어 있더라도 무용지물일 뿐이다. 이미 발모 도구와 발모 지식과 기술이 개발되어 머리카락이 나고, 강한 의지와 노력으로 탈모 완쾌까지도 이를 수 있는데 말이다. 물론 발모는 쉽지만 탈모 면적

40% 이상이면 탈모 완쾌는 10만분의 1의 확률보다 어렵다.

프로 선수와 탈모인의 상관관계

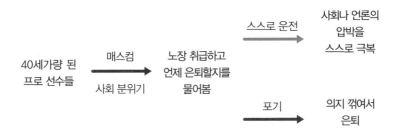

프로 선수 대부분은 충분히 현역으로 뛸 수 있는 실력과
체력을 가지고도 40대가 되기 전에 은퇴한다.

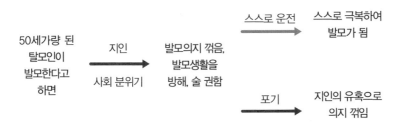

50대 탈모인의 대부분은 사회적인 분위기로 인해 쉽게
발모의지가 꺾이면서 발모생활을 포기하는 경우가 많다.

탈모를 비웃는 탈모시대에서도 완쾌를 위해선 무엇이든 할 수 있다는 각오와 의지가 매우 강한 탈모인과 그를 잘 인도할 코치, 그리고 탄탄한 인적 보호장이 받쳐줄 때 완쾌가 가능하다.

탈모인들은
무엇을 선택해야 할까?

먼저 자신의 탈모 상태와 에너지(시간, 돈, 노력)를 냉정하게 파악하여 탈모 치료, 발모, 탈모 완쾌 중에서 자신이 바라는 상태를 선택해야 한다.

현 상태 유지 → 탈모 치료

탈모 치료제로 머리카락이
빠지지 않도록 하는 것

면적이 넓고, 발모 동기가 약하고,
나이가 많음

인간의 에너지로 머리카락이 남 → 발모

발모: 발모 방법과 기술로
탈모 부위에서 머리카락이 남

탈모 면적이 60% 이상인 분들은 우선 발모부터 시도하는 것을 권함

발모가 계속되어 완쾌됨 → 탈모 완쾌

발모기술로 탈모 완쾌시킴

면적 30%, 6개월 이내,
발모 동기가 강하고 가정에서 도움

　탈모 면적이 70%, 65세 이상인 분들은 탈모 완쾌를 바라기 어렵다. 방법을 찾는다면 탈모 치료로 더 이상 머리카락이 빠지지 않도록 하는 것이다.

　영구적으로 머리를 나게 하는 자연산과 일시적으로 머리를 나게 하는 인공산이 있다. 자연산 발모 방법을 찾아서 자신의 조건에 맞춰 한

시적으로 기간을 정해 1차 발모를 한 이후에 2차, 3차 발모를 시도하는 것도 하나의 방법이다. 그러다 가정에서 발모를 돕는 환경이 되거나 탈모인 자신이 완쾌의지가 강해져서 발모 광팬이 되었을 때 탈모 완쾌를 시도하면 성공 확률이 높다.

탈모 면적이 30~40% 이내이면서 발모에 대한 동기가 강하고 가정에서 발모를 적극적으로 도울 수 있는 환경에 있는 분들은 발모가 금방 시작되며 탈모 완쾌를 시도했을 때 성공 확률이 정말 높다.

안타깝게도 현재 대부분의 탈모인은 방치 상태이거나 간간이 약이나 탈모 샴푸에 의존하면서 시간이 지날수록 탈모 면적이 점점 넓어지고 있다. 조금 의지가 있는 분들도 제대로 된 방법을 알지 못해 약에만 의존하고 있다. 부작용이 나타나면 약 복용을 일시 중지했다가 부작용이 사라지고 머리카락이 또 빠지면 복용을 재개하는 생활을 반복하는 식이다.

현대 의학에서의
보편적인 탈모 치료 방법

피나스테리드(finasteride, 남성 호르몬인 안드로겐을 억제하는 약물) 성분은 남성형 탈모라 부르는 안드로겐형 탈모(일명 대머리) 치료에 효과적이다. 남성형 탈모의 핵심 원인은 호르몬 DHT (dihydrotestosterone, 모발 성장에 필요한 단백질 합성을 방해해서 모발 수가 줄어들게 하는 성분임. 남성 호르몬이 DHT로 바뀌게 하는 성분을 억제하면 머리카락 빠짐을 막을 수 있음. 일명 탈모 호르몬이라고 불림)다. 모발 탈락을 일으키는 DHT를 억제하면 탈모 걱정에서 벗어날 수 있다.

피나스테리드 성분은 DHT 생성을 억제한다. 가장 효과적인 치료제인 피나스테리드(상품명: 프로페시아)는 부작용이 비교적 적지만, 2% 이내에서 부작용이 발생한다. 주된 부작용으로는 정력 감퇴, 정액 감소, 피로감, 유방의 압통 등이 나타날 수 있다. 복용을 중단하면 대부분 증상이 사라진다. 하지만 이런 부작용 때문에 복용을 꺼리는 경우가 많다. 작년에 식품의약품안전처가 프로페시아 등 피나스테리드 성분의 제재 허가사항에 투여 후 우울증, 자살 생각 등이 나타날 수 있다는 경고를 신설하면서 불안감이 더욱 증폭되는 게 현실이다. 그렇기에 탈모인은 부작용이 없는 대체재를 찾는 욕구가 더욱 강해졌다..

피나스테리드 복용 중에 부작용이 생길 경우 다음과 같은 복용 방법을 권한다. 먼저 약의 복용량을 2분의 1로 줄인다. 프로페시아는 약효, 안전성, 경제성 등에서 1mg일 때 탈모 치료에 가장 합리적이다. 그러나 약효는 양의 감소에 따라 균등 비율로 낮아지지는 않는다. 양과 약효가 비례할 경우 1mg 복용 때에 비해 2등분한 0.5mg은 DHT

억제 효과가 50%, 4등분한 0.25mg은 25%에 그쳐야 한다.

그런데 현실은 쪼개 먹어도 효과 차이가 크지 않다. 제조사인 MSD사는 FDA 승인을 받기 위해 용량 실험 등 여러 자료를 제출했다. 이에 따르면 0.5mg 복용 시 1mg 때에 비해 DHT 억제 효과는 94%, 모발 증가율은 80%에 이르렀다.

그래도 부작용이 발생한 경우에는 두타스테리드(dutasteride, 남성 호르몬인 DHT를 감소시키는 약물, 상품명 아보다트)를 1주일에 한 번 복용하게 하고, 비오틴(Biotin, 수용성 비타민 B 복합체, 상품명 모타민)과 비타민C를 함께 매일 복용하게 한다.

두타스테리드의 반감기가 30일인 것을 이용하고, 비오틴은 모발과 손발톱의 주요 구성 성분인 케라틴(Keratin)의 합성을 촉진하고 모발을 튼튼하게 만들고, 항산화제로 잘 알려진 비타민C는 모근세포 파괴 물질을 억제하는 효과가 있다고 한다.

02

탈모와 발모의
차이점과 기본 정보

탈모는 인간이기에
생기는 질환

인간의 머리카락은 동물보다 길고 풍성하게 자란다. 인간은 두뇌가 발달한 만큼 머리에 열이 많이 나고 두뇌를 보호하기 위해 머리카락도 풍성하게 자란다. 그렇다면 인간의 두뇌를 보호해야 할 머리카락이 왜 빠지는 것일까? 탈모는 과도한 스트레스를 지속적으로 받을 때 두뇌가 과열되면서 두피에 열이 과하게 몰려 발모력이 퇴화되고 머리카락이 빠지는 현상이다.

탈모가 생기는 현상

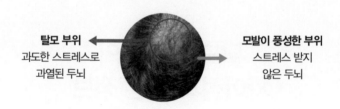

탈모 부위
과도한 스트레스로
과열된 두뇌

모발이 풍성한 부위
스트레스 받지
않은 두뇌

과도한 스트레스를 지속적으로 받으면 두뇌가 과열되면서
두피에 열이 과하게 몰려 발모력이 퇴화되고 머리카락이 빠진다.

이미 탈모가 진행된 사람이 발모하기 위해서는 지속적인 발모열정을 가지고 두뇌를 활성화해 퇴화된 발모력을 복원해야 한다. 이 과정에서 모발이 나고 풍성해지는 것이 바로 '발모'다.

인공지능인 알파고는 스트레스를 받지 않는다. 우리가 인공지능처럼 감정과 마음이 없다면 스트레스를 받지 않아서 탈모가 될 일이 없을 것이다. 그러나 열정과 신바람을 낼 수가 없어서 머리카락이 날 일도 없을 것이다. 인간이기에 스트레스를 받아 머리카락이 빠지고, 인간이기에 열정과 열기가 많아서 다른 동물보다 머리카락이 풍성하고 길게 자라며, 인간이기에 탈모와 발모의식이 내면에서 싸움을 하는 것이다. 당신은 어느 쪽 의식이 이기기를 바라는가?

우리가 잘못 알고
있는 탈모 상식

흔히 '탈모는 유전이다'라는 생각과 '머리에 열이 많으면 탈모가 된다'라는 것이 일반적인 상식이다. 이런 탈모 상식 때문에 탈모를 고칠 수 없다는 생각에 사로잡혀 있는 사람들이 있다. 그러나 물리학의 '힘의 3요소'와 운동의 법칙 중 '작용과 반작용의 법칙'을 이해하고 적용하면 탈모에서 벗어나서 발모하고 탈모 완쾌하는 방법을 찾을 수 있다.

'힘의 3요소'는 작용점을 중심으로 한 힘의 크기와 방향을 말한다. 여기서 탈모와 발모는 힘의 방향에 따라 나타난 결과물이다. 어느 쪽으로 작용하는가에 따라 탈모가 될 수도 있고 발모가 될 수도 있다. 따라서 '머리에 열이 많으면 탈모가 된다'라는 말은 곧 '머리에 열이 있으면 발모가 될 수 있다'는 말이기도 하다. 또한 탈모를 일으키는 힘이 작용한다면 그 반작용으로 탈모를 저지하려는 힘과 발모를 하려는 힘도 나올 수 있다. 인체의 내부에서는 언제나 작용과 반작용을 하는 힘의 근원인 2개의 소립자들이 힘싸움을 하고 있다.

'머리에 열이 있으면 탈모가 된다'라는 상식은 곧 스트레스와 피로에 의해 두뇌가 가열되어 두피에 열이 많아지면 탈모가 된다는 의미를 담고 있다. 열은 열량, 즉 에너지다. 이것은 어느 쪽으로도 사용될 수 있다. 스트레스와 피로에서 나오는 열은 탈모열, 즉 탈모에너지가 되므로 머리카락이 빠진다. 한편 두뇌가 활성화되어 두피에 열이 많아지면 이 열은 발모열, 즉 발모에너지가 되어 머리카락을 나게 한다. 그래서 두뇌가 발달한 인간이 동물보다 머리카락이 길게 자라는 것이다.

'탈모는 유전이다'라는 상식을 정확하게 이해하면 발모와 탈모 완쾌 방법을 알 수 있다.

유전되는 형태

1 태어날 때부터 타고남

백인은 백인으로 태어나고 흑인은 흑인으로 태어난다. 혈액형 역시 부모의 영향으로 결정된다.

2 일정 기간 물려받은 유전자들의 전쟁(키, 체중, 식성, 학습 능력 등)

태어나서부터 성인이 되기까지의 성장 기간은 물려받은 유전자의 영향을 가장 크게 받지만 환경과 관리에도 영향을 받는다. 예를 들어 키는 20년간의 성장 과정에서 얼마나 영양분을 잘 섭취하는가, 키가 자라는 시기에 적절한 관리를 하는가에 따라서 부모의 키보다 5~6cm 이상 더 클 수 있다는 통계가 있다.

③ 유전자끼리의 전쟁(탈모, 비만, 암, 당뇨 등)

성인이 된 후에는 부모에게 물려받은 우성 유전자와 열성 유전자가 싸움을 벌여 승리하는 쪽으로 건강 상태가 달라진다. 젊고 건강하며 모발을 풍성하게 유지시키는 우성 유전자들이 늙고 병들게 하며 비만이나 탈모를 일으키는 열성 유전자에 땅을 빼앗기고 체질이 바뀌어 탈모인이 되고, 노화가 진행되고 병든 사람이 된다.

유전자끼리의 전쟁

노화 유전자
(노화의식 + 물질)

탈모 유전자
(탈모의식 + 물질)

모발을 풍성하게 유지시키는 우성 유전자가 탈모를 일으키는
열성 유전자에 땅을 빼앗기면 체질이 바뀌어 탈모인이 된다.

발모 유전자와 탈모 유전자의 전쟁

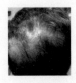

탈모 유전자가 발모인자의
땅을 40% 빼앗음
(발모인자 60% + 탈모인자 40%)

발모 유전자가 풍부한 발모열기와
발모에너지로 탈모인자에게 빼앗긴
땅을 되찾기 위해 싸움(발모의식)

발모는 발모 유전자가 탈모 유전자에 빼앗긴 땅을 되찾기 위한
전쟁에서 이겨야 얻을 수 있는 결과물이다.

현재까지 유전자 전쟁에서 이길 수 있는 것은 비만과 탈모밖에 없다

인체에는 유전자 싸움에서 이길 수 있는 에너지가 없다. 하지만 인간의 잠재에너지를 살려내면 퇴화된 발모력을 살려내고 유전자 싸움에서 이겨서 탈모에 빼앗긴 땅을 되찾을 수 있다.

탈모와 발모의 기세 싸움에서 발모인자는 탈모인자를 이겨낼 양을 공급받을 수 있다. 체중의 2~3%를 차지하는 두뇌 세포는 20%의 산소를 소비해 인체의 다른 조직과 세포보다 10배가 넘는 에너지를 쓴다. 이 풍부한 에너지는 퇴화된 발모력을 살려낼 수 있는 발모에너지를 공급해준다. 하지만 반대로 이 풍부한 에너지가 탈모에너지로 변하면 순식간에 머리카락이 빠질 수 있다.

따라서 발모는 발모 유전자가 탈모 유전자에 빼앗긴 땅을 되찾기 위한 전쟁에서 이겨야 얻을 수 있는 결과물이다. 인간에게 잠재되어 있는 자연에너지를 살려내 퇴화된 발모력을 복원시키는 것이다.

머리카락이 더 이상 빠지지 않고 현상 유지하려면

무엇보다 먼저 스트레스와 피로에 적절하게 대응할 수 있어야 한다. 스트레스를 많이 받을 때는 두뇌에 열이 과하게 집중되므로 찬물로 머리카락을 감거나 탈모 치료제, 토닉 등을 뿌려 두피의 열을 내려주는 것이 좋다.

이미 머리카락이 많이 빠지고 가늘어지고 있다면 적절한 탈모 치료제를 사용해 머리카락이 빠지고 가늘어지는 것을 막아야 한다. 그러나 머리카락이 빠지지 않을 때는 굳이 탈모 치료제를 쓰지 않는 것이 좋다. 왜냐하면 탈모 치료제 대부분이 오래 사용하면 내성이 생기기 때문이다.

내성이 생기지 않도록 하려면 화학적 원리로 만든 탈모 치료제는 반드시 머리카락이 많이 빠질 때만 일시적으로 사용해야 한다. 이런 치료제는 효과도 부작용도 빨리 나타난다. 사용하고 2주일이 채 지나기 전에 빠지는 경향이 줄어든다.

이에 반해 물리적 원리로 만든 탈모 치료제는 꾸준히 사용해도 내성이 생기지 않는다. 물리적 원리로 만든 탈모 치료제를 알아보고 사용하는 것이 탈모를 벗어나는 데 실질적으로 도움을 줄 수 있다.

탈모 치료와
발모의 차이

인터넷에서 탈모 관련으로 많이 검색하는 단어가 무엇인지 알아보니 탈모, 탈모 치료, 탈모 치료 병원이 상위권을 차지하고 있었다.

우리는 비만과 다이어트를 잘 구분하고, 검색할 때도 각각의 목적에 맞게 비만 치료나 다이어트 식단 등 단어를 조합해서 검색한다. 그러나 탈모에 대해서는 애초에 발모에 대한 지식이 없기에, 머리카락이 빠지는 것을 막는 것(탈모 치료)과 탈모인의 퇴화된 탈모 부위에서 머리카락이 나는 것(발모)을 전혀 구분하지 못한 채 검색하고 있다. 그러니 정확한 정보를 얻지 못하는 것이다.

탈모 치료와 탈모인을 치료하는 것의 차이

탈모인 대부분의 바람은 머리카락이 덜 빠지거나 빠지는 것을 막는 수준이 아니다. 이미 탈모된 부위에서 머리카락이 나고 이것이 풍성해

탈모 치료란?

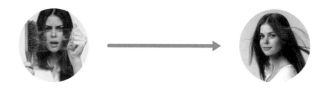

정상인이 머리가 빠지고 가늘어지는 것을 막는 것

발모란?

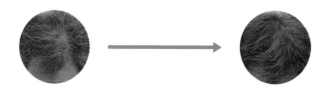

탈모인이 '발모제'로 탈모 부위에서 머리카락이 나게 하는 것

져서 궁극적으로 탈모에서 해방되는 것을 바란다. 즉, 탈모인들이 바라는 것은 '탈모 치료'가 아니라 '발모'인 것이다.

현재 쓰이는 탈모 치료라는 용어는 탈모 치료, 발모를 모두 포함한 의미로 쓰이기 때문에, 탈모가 되려고 하는 사람뿐 아니라 탈모인도 현재의 검색어로는 적확한 치료 방법을 찾기가 어렵다.

정상인이 머리카락이 우수수 빠지기 시작하면 당황하여 인터넷에서 탈모 또는 탈모 치료로 검색하여 문제를 해결하려고 한다. 이 단계에서 정상인이 필요로 하는 정보는 머리카락이 빠지는 것을 막는 단계의 탈모 치료다. 그러나 검색으로 찾아가게 되는 곳은 탈모인을 치료하는 곳이 대부분이다.

정상인이 머리카락이 가늘어지고 머리카락이 우수수 빠진다고 하여 바로 탈모인이 되는 것은 아니다. 관성의 법칙상 정상인이 탈모에 이르는 것은 생각보다 어려운 일이다. 과도한 스트레스와 피로가 오랫동안 지속되면 두뇌에서 생기는 열에 의하여 성인병이 생기거나 노화가 진행되거나 머리카락이 가늘어지면서 빠진다. 이때 머리카락이 가늘어지고 빠지는 단계라면 스트레스와 피로를 줄이고 찬물로 머리카락을 감기만 해도 2~3일이면 머리카락이 빠지는 숫자가 확연히 줄어드는 것을 볼 수 있다.

과도한 스트레스와 피로를 줄이지 못한다면 아무리 탈모 치료제를 사용해도 머리카락이 가늘어지고 빠지는 것을 막기가 쉽지 않다. 스트레스와 피로가 과도하지는 않지만 육체적·정신적인 피로가 쌓여 있는 정도라면 이럴 때 탈모 치료제를 사용하는 것이 도움이 된다.

탈모 치료제로 두피에 영양을 주고 두피의 열과 노폐물을 밖으로 원활하게 내보내면 대부분 가늘어진 모발은 굵어지고 빠지는 모발은 줄어들게 된다. 파마나 염색에 의한 모발 손상도 초기 단계에서 탈모 치료제를 사용하면 치료와 예방이 가능하다.

탈모 치료와 발모의 차이

	탈모 치료	발모
치료 부위	두피	두뇌
치료 방법	두피의 열을 내리는 것	두피의 열을 더 높이는 것
에너지 출처	인체	인간의 잠재된 에너지 복원

탈모 치료와 발모의 원리 차이 ①

오랫동안 과도한 스트레스를 받고 피로가 쌓여 두피에 열이 지속될 경우 두피가 건조해지고 영양이 부족하여 머리카락이 빠진다. 따라서 두피의 열을 내려주고 충분한 영양을 공급하면 탈모가 치료된다.

머리카락이 빠지거나 가늘어진 것은 스트레스와 피로의 정도에 따라 치료 기간에 차이가 있다. 그러나 원인이 된 스트레스와 피로를 줄일 경우 빠르면 2~3일에서 늦어도 1~2주 이내에 모발에 힘이 생기는 것을 느끼게 된다. 스트레스와 피로 상태를 줄였지만 여전히 정신적·육체적인 피로가 있을 때는 피로가 어느 정도 줄어들 때까지 탈모 치료제를 사용하면 대부분 예방과 치료를 동시에 할 수 있다.

정상인이 착각하고 헷갈리기 쉬운 것이 탈모 치료와 발모의 의미 차이다. 탈모인을 치료한다는 것은 발모제를 사용하여 고장 난 탈모 부위에서 머리카락을 나게 한다는 것이다. 퇴화된 발모력을 살려내어 머리카락을 나게 하는 것은 단순히 두피의 열을 내리고 영양을 준다고 해결되는 것이 아니다. 현대 의학에서 탈모를 고치기 어려운 이유이기도 하다. 이것이 현대 의학에서는 두뇌와 호르몬의 관계를 활용하여 퇴화된 발모력을 일시적으로 복원하고 있지만 근본 대책은 아니다.

퇴화된 발모력을 완전하게 복원하기 위해서는 '인간이 가진 에너지'의 관점에서 두뇌와 호르몬의 관계를 활용해야 한다.

다음 내용은 필자의 가설로, 오랜 시간 연구하면서 발모와 탈모 완쾌가 가능하다고 생각한 이론이다.

두뇌와 호르몬의 관계를 동양에서는 물과 불인 수화(水火) 관계 또는 수화 작용이라고 한다. 화는 '신경(두뇌)', 수는 '호르몬'이다. '화'와 '수'가 합하여 중화 작용을 한다. 외부의 자극을 받아 인체가 화가 나거나 짜증이 나면 대사가 항진되어 에너지 소모가 심해지고 인체에 노폐물이나 노화 물질이 쌓이게 된다. 이를 막기 위하여 소방관 역할을 하는 액체, 즉 호르몬이 나와서 인체의 화와 짜증을 꺼주고 감정을 안정시킨다.

이때 자연적인 수화 반응으로 짜증 난 것은 화(火)이고, 이것을 꺼주는 호르몬을 수(水)라고 한다. 이 둘을 합치면 '불이 난 것을 꺼주는 호르몬'이 된다. 다시 말해 이 호르몬(아드레날린)은 화가 나서 분비된 것이 아니라 인체의 안정을 위해 화를 가라앉히고 평정심을 유지하도록 분비된 것이다.

그런데 인간이 이 호르몬을 인위적으로 활용하기 시작했다. 화를 꺼주는 호르몬을 화를 내는 호르몬으로 개발하여 인체에 주입하기 시작한 것이다. 정상적인 인간에게 인위적으로 만든 이 호르몬을 주입하면 화를 내고 흥분한 상태가 된다. 반대로 신진대사가 급격히 떨어졌을 때 이 호르몬을 주입하면 신진대사 기능을 일시적으로 끌어올릴 수 있다.

이렇게 하나의 호르몬은 자연스럽게 화학 반응을 일으키기도 하지만 인위적으로도 화학 반응을 일으킬 수 있다는 발상을 해보았다.

탈모 치료와 발모의 원리 차이 ②

현대 의학에서는 '인위적인 수화 작용'으로 일시적으로 머리카락이 나게 하는 데까지는 성공을 했다. 그러나 그 한계는 뚜렷하다. 인위적인 약물의 효능으로 일시적으로 만들어낸 결과이기 때문이다. 그래서 수많은 사람이 여전히 탈모로 좌절하고 방황하고 있다. 인위적인 방법이 아니라 자연적이고 영구적인 방법이 필요한 이유이다.

따라서 퇴화된 발모력을 복원하려면 '인간과 자연'을 활용해야 한다. 발모력의 에너지가 인간의 내부에서 나오고 이를 스스로 노력해서 지속시켜야 하기 때문이다.

탈모 치료제
제조 방법의 차이

탈모 치료제는 제조 방법에 따라 화학적 치료제와 물리적 치료제로 나눌 수 있다. 화학적인 제조 방법은 제약회사나 화장품회사에서 화학 성분을 추출하여 제조하는 방법이다. 물리적인 제조 방법은 천연 재료를 함께 넣어서 추출하거나 가루나 환으로 만드는 방법이다.

화학적 제조 방법은 특정 성분을 추출하여 치료제 혹은 샴푸 등의 다양한 제품을 만들어서 복용하거나 외용으로 사용한다. 특정 성분을 추출해 만든 약은 병을 치료하는 데 사용하기 때문에, 장기 복용하면 인체에서 약으로 섭취한 특정 성분을 만드는 능력이 약해진다. 인공적으로 만든 식품류도 장기간 섭취하면 좋지 않다는 것은 누구나 알고 있듯이 특정 성분을 오래 섭취하면 인체에 과다 축적되어 부작용이 생길 확률이 있는 것이다. 또한 내성이 생길 수 있어 치료제로서의 효능이 약해지거나 사라지게 된다.

물리적 제조 방법은 부대찌개를 만드는 것과 비슷하다. 다양한 재료를 넣어 만드는 부대찌개는 만드는 사람에 따라 맛이 달라진다. 먹는 사람의 취향이나 식성에 따라서도 호불호가 갈린다. 이것이 물리적인 방법으로 만든 것들의 특징이다. 만드는 사람이 어떤 재료에 더 포인

탈모 치료제 제조 방법의 차이

	화학적 원리로 제조	물리적 원리로 제조
제조 방법	• 서양의학 = 제약회사 + 화장품회사 • 인위적 + 천연 재료 중 유효한 성분을 추출해서 제조	천연 재료를 가지고 음식을 만들 듯이 유효한 천연 재료를 액상으로 추출하거나 가루, 환으로 제조
주체	인체를 화학적으로 분석 – 인체에서 필요한 화학 성분을 보충	인간을 물리적으로 분석 – 인간이 천연 재료와 주파수를 맞추면서 섭취해 필요한 기능을 보충
작용	약이 인체의 탈모를 치료하는 데 필요한 성분 보충 → 약이 탈모 치료	인간이 약을 흡수 → 인간이 탈모 치료할 수 있도록 함
약	약이 가진 성분 효과만 있음	천연 재료들의 다양한 작용을 모두 활용할 수 있음. 인간의 필요와 상태에 따라 재료의 필요한 작용을 매번 다르게 끌어냄
축적	같은 성분을 오랫동안 사용하면 그 성분이 쌓여서 과다증이 발생하거나 부작용이 생김	천연 재료들의 다양한 성분을 모두 사용하고, 필요 없는 성분은 대소변으로 내보내 축적이 없음
내성	같은 성분을 오랫동안 사용하면 현 상태를 유지하는 관성이 붙어 효과를 느끼지 못하게 됨	천연 재료들의 다양한 모든 성분을 사용하기 때문에 내성이 생기지 않음

∴ 물리적인 원리로 제조한 탈모 치료제는 과도한 스트레스와 피로를 줄여주고, 꾸준히 사용하면 더 이상 탈모가 진행되는 것을 막을 뿐 아니라 탈모인이 되지 않도록 예방할 수도 있다.

트를 두었는지, 먹는 사람이 어떤 재료를 더 중요시하는가에 따라 맛과 효능이 달라진다. 천연 재료의 성질과 성분, 이것을 만들고 먹는 사람의 파동이 각기 다르기 때문이다. 이를 현대 물리학에서는 '파동요법'이라고 한다.

그렇다면 탈모 치료제는 어떨까? 제조 방법이 다른 만큼 사용 방법에도 차이가 있다. 화학적으로 유효하다고 알려진 특정 성분만을 이용하여 만든 탈모 치료제는 두피에 흡수되어 빠지는 모발을 줄여준다. 그러나 화학적으로 만든 탈모 치료제는 인체와 공명하지 못하여 사용할 때에만 효과가 나오고, 중지하면 바로 원래대로 돌아간다. 또한 장기적으로 사용할 때는 내성이나 부작용이 생기기도 한다.

물리적으로 천연 재료를 추출하여 만든 탈모 치료제는 두피가 흡수하여 두피 전체의 기능을 좋아지게 한다. 그 결과 두피가 깨끗해지고 모공을 열어서 두피와 머리카락이 호흡할 수 있게 된다. 자연적으로 두피에 영양이 잘 공급되어 머리카락이 덜 빠지고, 가늘어진 모발이 굵어진다.

또한 물리적으로 제조한 탈모 치료제는 인체와 주파수를 맞추면서 사용할 수 있다. 탈모 치료제가 가진 다양한 기능인 청열, 자정, 영양, 수렴, 보정 중에서 탈모인이 가장 필요로 하는 기능이 최우선적으로 적용된다.

이렇듯 물리적 탈모 치료제는 탈모인과 주파수를 맞추면서 흡수되므로 장기간 사용해도 내성이 생기지 않는다. 이렇게 탈모 치료제를 제대로 알고 기능을 제대로 이용할 때 '정성스럽게 사용한다'고 할 수 있다.

여기에서 정성스럽게 사용한다는 것은 정확한 주소지(주파수)로 가서 가장 값어치 있게 쓰이는 것이라고 생각한다. 탈모인에게 가장 필요한 기능이 우선적으로 적용되는 것이다. 오늘은 자정 기능, 내일은 보정 기능, 모레는 수렴 기능이 강화되는 식이다.

이처럼 자신의 머리카락을 건강하게 지켜줄 물리적 탈모 치료제를 귀하게 여기고 값어치 있게 사용하는 것이야말로 정성스러운 사용법이다. 사람들은 보통 저렴한 것은 대충 사용하고 비싼 것은 아끼고 귀하게 사용한다. 이것은 약을 먹을 때도 식사를 할 때도 마찬가지다. 탈모 치료제를 귀하고 정성스럽게 사용하면 분명 효과가 달라진다. 화학적인 성분으로 만든 탈모 치료제는 성분이 고정된 것이기에 이처럼 다양한 효과를 기대하기 어렵다.

서양의학과 동양의학의
발모 관점의 차이

동양의학과 서양의학은 인간과 사물을 보는 관점에

서 차이가 있다. 하늘이 준 수수께끼를 푸는 것을 우리는 '과학'이라고 한다. 이 과학은 크게 물리와 화학으로 나눌 수 있다. 과학이 발달했다는 말은 하늘이 준 수수께끼를 물리적 혹은 화학적, 물리화학적혹은 화학물리적 방법으로 많이 풀었다는 의미가 된다.

그동안 인류는 물리화학적 방법으로 인체의 신비를 많이 풀었지만거기에 그쳤을 뿐, 인간에 대해서는 접근조차 하지 못했다. 인체적인관점으로 풀 수 있는 질병이 있고, 인간적인 관점으로 풀어야 하는 질병이 있다는 것을 알지 못하기 때문이다.

신종플루, 코로나19, 기타 외부로부터 들어온 전염성 질환은 인체관점에서 치료가 가능하지만 암, 당뇨, 고혈압, 탈모, 공황장애 등 과도한 스트레스와 피로에 의하여 내부에서 생긴 질환들은 인간의 관점에서 풀어야 치료가 가능하다.

세계보건기구 WHO에서도 건강을 '사회적·정신적·육체적으로 모두 건강할 때'라고 정의했다. 즉 육체만 건강하다고 되는 것이 아니라육체를 사용하여 사회생활을 하고 정신적 활동을 하는 인간 자체가건강해야만 건강하다고 본 것이다.

여기서 주목해야 하는 글자가 '정신'이다.

정신은 한자로 쓰면 精神이다. '정(精)'은 좁게는 정미로운 물질, 호르몬이라는 뜻이지만, 동양에서는 인체를 대표하는 글자로 쓰인다. '신(神)'은 귀신 신으로 영혼을 뜻하는 글자다. 즉 정신이라는 글자는 '육체(인체)와 영혼'이라는 의미를 담고 있다. 동양에서는 인간을 정과 기와 신으로 이루어진 존재로 보았기 때문이다.

동양은 인간을 알고 싶어 했고, 보이지 않는 세계를 연구하면서 인간이 가진 에너지가 어디까지인지 끊임없이 탐구했다.

인간을 바라보는 공부 방법으로 발달한 것이 인도에서는 '선(禪)', 중국에서는 '도(道)', 한국에서는 '선(仙)'이다. 그래서 인도는 '내 안에 부처님이 있다'고 했고, 중국의 노자는 '내 안에 자연인 무위가 있다'고 했다.

서양의학과 동양의학의 근본적인 관점 차이

동양과 서양은 각자의 방식으로 과학과 의학을 발전시켜왔다.

보이는 세계 즉 물질과 관련한 면에서는 서양이 매우 발달하였지만 보이지 않는 세계, 즉 인간에 대한 연구에서는 서양이 발달했다고 할 수 없다.

서양에서 '보이지 않는 세계'는 20세기 초까지 과학으로 취급받지 못했다. 그러다 물질 연구에 한계를 느끼고 유체의 세계, 즉 보이지 않는 세계를 연구함에 따라 동양의 이론들이 현대 물리학자들에 의하여 새롭게 해석되고 있다.

또한 의학적인 부분에서도 현대 물리학은 '유체', 즉 체액과 혈액을 비롯한 보이지 않는 기운들의 움직임을 속속 규명하고 있다. 그러나 이런 유체들의 움직임을 의학 기기들로는 측정할 수가 없기에 현대 의학에서는 유체들을 치료에 활용하지 못하고 있다.

그렇다면 동양의학은 어떨까? 동양은 인간을 끊임없이 연구해왔다. 20세기가 지나서야 현대 과학에서 밝혀낸 '기'와 '자연에너지'를 진작부터 치료에 응용하고 있었다. 그동안 동양의학의 치료법은 비과학적이라 여겨졌지만, 현대 과학의 발전에 따라 동양의학의 방법이 학문적 근거를 얻고 있는 것이다. 오늘날 동양의학은 인간이 가진 에너지로 성인병을 치료하는 단계에까지 이르렀다. 수많은 성인병 중에서도 특히 탈모는 현대 물리학과 자연에너지를 활용하면 치료가 비교적 용이한 질환이다.

좀 더 구체적으로 살펴보면, 현대 의학에서 발모 방법은 힘없는 발모유전자가 프로페시아 같은 약에 의존하여 싸움 잘하는 탈모 유전자에 싸움을 거는 것이다. 약을 복용하는 기간에는 약이 탈모인자를 억압하여 머리카락이 난다. 하지만 약을 오랜 기간 사용하여 일정 성분이 꾸준하게 축적되면 여러 부작용이 온다(축적 작용). 이 때문에 약을 끊으면 약에 의하여 억압받던 탈모인자가 다시 활개를 치면서 힘없는 발모인자로부터 더 많은 땅을 빼앗게 된다. 이를 요요현상이라고 한다.

이처럼 현대 의학은 약을 사용할 때 일시적으로 발모하도록 할 수 있지만 완쾌는 불가능하다. 그래서 모발이식으로 발모를 시도하지만 역시 인위적인 방법일 뿐이다.

반면 동양의학의 발모 방법은 발모제의 지원을 받으면서 인체와 두피를 발모에 용이한 환경으로 바꾸고, 탈모인의 열정과 에너지로 발모인자에 힘을 보태어줌으로써 탈모인자에 빼앗긴 땅을 회복한다. 따라서 자력으로 발모도 가능하고, 개개인의 노력에 따라서 완쾌까지 가능하다.

서양의학과 동양의학의 발모 치료법 차이

서양과 동양 의학의 발모 방법의 차이는 싸움의 주체를 무엇으로

서양의학의 발모 원리

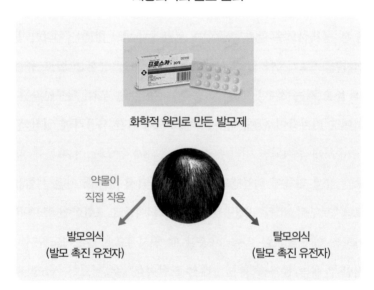

화학적 원리로 만든 발모제

약물이
직접 작용

발모의식
(발모 촉진 유전자)

탈모의식
(탈모 촉진 유전자)

인체 관점(고전 물리학) + 화학적 약물요법 + 연역적 사고

보는가에 비롯된다.

현대 의학에서 싸움의 주체는 약과 탈모 유전자다. 약의 화학적 성분이 탈모 촉진 인자를 억제하여 땅을 일시적으로 되찾아준다. 탈모인은 약을 복용하고 스트레스를 줄이는 것 외에는 스스로 할 수 있는 것이 없다. 게다가 약을 장기간 사용하면 특정 성분이 축적되어 부작용이 생길 수 있다.

동양의학은 탈모인 내부에 있는 발모인자와 탈모인자 간의 싸움이

동양의학의 발모 원리

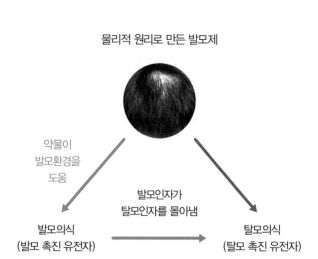

물리적 원리로 만든 발모제

약물이
발모환경을
도움

발모인자가
탈모인자를 몰아냄

발모의식
(발모 촉진 유전자)

탈모의식
(탈모 촉진 유전자)

인간 관점(현대 물리학) + 물리적 방법 + 귀납법 + 유체(현대 물리학)

고 이들이 싸움의 주체다. 동양의학에서도 약물을 사용한다. 이때 사용하는 약은 발모 유전자를 도와 탈모 유전자와 싸워 잃어버린 땅을 되찾게 하는 역할이다. 어떤 인자가 우세한가에 따라 탈모가 될 수도 있고 발모도 될 수 있다.

다시 말해 발모인자가 얼마나 우세한가에 따라 발모가 빨리 되기도 하고, 완쾌되기도 하는 것이다. 탈모인은 발모의식을 갖고 발모에너지의 힘을 키움으로써 발모 유전자가 이기도록 할 수 있다.

발모와 탈모 완쾌의 주체가 서양은 인체의 힘이고, 동양은 인간의 힘이다. 우리는 흔히 인체의 힘이나 인간의 힘이나 마찬가지라고 생각한다. 그러나 이 힘의 차이가 거의 없는 사람도 있지만, 빌 게이츠처럼 하늘과 땅만큼 크게 차이 나는 사람도 있다.

세계 최고 부자인 빌 게이츠의 인체의 힘(체력)은 40대의 평균 체력보다 약하다. 그러나 빌 게이츠가 가진 인간의 힘은 정상인이 상상할 수 없을 정도로 크다. 그의 체력은 약할 수 있지만, 사회 체력과 그가 가진 정보 활용 능력, 계획을 세우고 실천하는 능력과 사회 관계력은 정상인보다 수천 배 이상 크다. 이것이 바로 빌 게이츠가 지닌 인간의 힘이다.

빌 게이츠 같은 부자가 아니더라도 대부분의 인간은 인체가 지닌 것보다 훨씬 큰 에너지를 잠재적으로 가지고 있고, 끌어다 쓸 수 있다. 이 위대한 힘을 활용하여 발모하고 탈모 완쾌하는 날이 오기를 바란다.

이제 탈모 사고에서 벗어나
발모를 선택하자

동양의학은 물리적인 원리로 제조한 발모제를 사용하고, 서양의학은 화학적인 원리로 제조한 발모제를 사용하여 머리카락이 나도록 한다.

게임, 바둑, 당구, 골프, 다이어트와 마찬가지로 발모는 도구가 있으면 누구나 할 수 있다. 노력한 만큼, 기술을 개발한 만큼 운동 실력이 좋아지듯 발모 효과가 좋아진다.

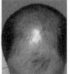

서양의학의 발모 방법은 화학적 원리로 제조한 약을 탈모인이 복용해서 탈모 증상을 완화하거나 머리카락이 나게 하는데, 약을 줄이거나 끊으면 원래대로 돌아간다. 약에 의존하는 치료는 탈모인 스스로 할 수 있는 것이 없다. 동양의학의 발모 방법은 물리적 원리로 제조한 약을 사용하고, 탈모인은 스트레스를 줄이고 발모를 위한 생활을 하

게 된다. 물리적 약은 발모 유전자가 탈모 유전자와 싸워 이길 수 있도록 힘을 길러준다. 탈모인 내부의 발모 유전자가 활성화될수록 탈모 면적이 줄어들고 발모가 왕성해진다.

서양의학적 발모

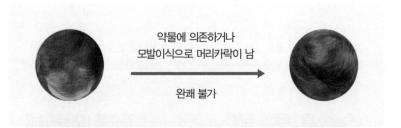

약물이나 모발이식은 인위적으로 탈모 부위에서 머리카락이 나게 한다.
따라서 서양의학적 방법으로는 완전한 치료, 즉 완쾌가 불가능하다.

동양의학적 발모

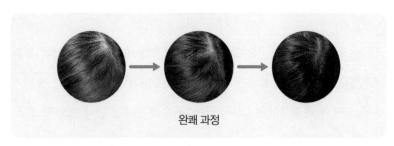

탈모인 스스로 발모 유전자의 힘을 키움으로써 탈모 부위에서 머리카락이 나게 한다(발모).
발모 유전자의 힘이 탈모 유전자보다 커짐에 따라 궁극적으로 탈모가 완쾌된다.

현재 우리의 발모 지식은
어느 정도일까?

　　　　탈모는 기본적으로 스트레스성 질환인데 유전이나 체질 등이 원인으로 잘못 알려져 있어 근본적 치료에 이르지 못하고 있다.

그렇다면 우리가 가진 탈모에 대한 지식이 얼마나 뒤떨어졌을까?

거의 대부분이 '탈모 치료'라는 용어를 정확히 알지 못하고 혼용하고 있다.

다음 중 어떤 것이 정확한 탈모 치료일까?

① 머리카락이 빠지는 것을 치료한다

② 탈모인을 치료한다

이 중에서 '① 머리카락이 빠지는 것을 치료한다'가 탈모 치료이며 이때 필요한 것은 탈모 치료제다.

그렇다면 '② 탈모인을 치료한다'는 어떤 의미일까? 탈모인을 치료해 탈모 부위에서 머리카락이 나게 하는 것이며 이것이 바로 발모다.

사람들 대부분이 탈모 치료의 이 두 가지 의미를 분간하지 못하고 마구잡이로 사용하고 있다. 따라서 정상인은 물론 탈모인도 모두 온라인에서 '탈모 치료'를 검색하고, 자신에게 어떤 치료가 필요한지 찾지 못한 채 잘못된 치료를 받고 있다.

왜 잘못된 치료일까? 머리카락이 덜 빠지는 것을 원하는 정상인이나 이미 탈모가 시작된 탈모인이나 모두 탈모 치료를 받으면 좋아지지 않을까? 이것이 정상인의 생각이다. 그러나 이는 틀렸다. 탈모인 치료와 탈모 치료는 기전이 정반대이기 때문이다.

탈모 치료는 두피의 열(탈모에너지)을 내림으로써 머리카락이 빠지는 것을 막는다. 그러나 탈모인 치료는 발모력이 퇴화된 탈모 부위의 열(발모에너지)을 오히려 높여야 한다. 그렇게 해야만 탈모 부위에서 머리카락이 나게 된다.

이렇게 작용이 정반대인 탈모 치료와 탈모인 치료를 구분하지 않은 결과, 많은 사람이 탈모 치료제를 발모제로 착각하고 사용한다. 탈모인은 탈모 치료제를 사용하면 머리카락이 날 것이라는 희망을 안고 장기간 사용하다가 오히려 그나마 남아 있던 발모력이 약화되고 만다.

대부분의 사람이 탈모 치료라는 용어를 잘못 사용하는 것은 일시적인 치료와 근본적 치료에 대해 모르고 있기 때문이다.

일시적인 치료법은 주의 사항을 지키면서 약을 복용하면 대부분 증상이 호전된다. 하지만 증상이 나아지더라도 이것은 약에 의존한 것이고 일시적인 호전 현상일 뿐이다. 예를 들어 당뇨병 환자는 음식을 주의해서 섭취하고 혈당조절제를 복용하는데, 이것을 치료라고 생각한다. 혈당을 조절하지 못하면 혈당이 과잉으로 빠져나가 저혈당으로 몸이 괴롭고 합병증 위험도가 커진다. 혈당조정제는 이러한 상황을 예방하고 편안한 일상을 보내도록 도와줄 뿐이다.

따라서 이것은 치료가 아니다. 당뇨병의 근본적 치료는 인체의 혈당 조절 능력을 회복시키는 것이다. 불행히도 그 능력을 회복시킬 방법을 모르기 때문에 약으로 혈당 조절만 하는 것이다.

마찬가지로 탈모도 병원에서 스트레스를 줄이라는 주의를 주면서 호르몬 조절 약을 처방해 준다. 이 약을 복용하면 일시적으로 머리카락이 난다. 하지만 이것은 일시적 치료법일 뿐이다. 그러다 탈모인들은 약으로 치료가 불가하다는 것을 깨닫고 결국 모발이식까지 시도한다.

비만은 대부분의 사람이 근본적인 치료법을 알고 있다. 살이 찌는 것을 예방하는 주의 사항을 지키고 이미 비만인 경우라면 식이 조절과 운동을 통해 치료할 수 있다. 권장 사항을 지키기 어렵거나 건강이 매우 안 좋은 경우에만 지방흡입술로 살을 뺀다.

탈모와 비만의 차이점은 지방흡입술과 모발이식의 차이로도 알 수 있다. 지방흡입술을 하면 지방을 걷어내기 때문에 단기간에 살이 빠지고 정상인의 체형으로 빠르게 돌아갈 수 있다. 그러나 모발이식은 6개월에서 일 년 정도가 지나야 이식한 머리카락이 안착된다. 주의 사항을 철저히 지켰을 경우 안착률은 70~80%다. 따라서 모발이식으로도 탈모를 완전히 벗어날 수는 없다.

이처럼 우리는 탈모 치료라는 용어를 잘못 사용하고 있을 뿐만 아니라 발모와 탈모 완쾌도 구분하지 못한다. 발모는 물리적 약을 사용하고 주의 사항을 잘 지키는 것만으로도 충분히 가능하다.

그러나 발모가 된다는 것이 탈모의 근본적인 치료법은 아니다. 발모에서 만족하는 데 그치지 않고 탈모 완쾌까지 가야 한다. 탈모 완쾌는 발모력을 키워 탈모인 스스로 치료하는 것이며 탈모의 근본적인 치료법이다. 대부분의 사람이 발모와 탈모 완쾌를 구분하지 못하고 있기에 탈모 완쾌를 원하면서도 스스로의 노력보다는 약으로만 해결하려는 안타까운 상황이 지속되고 있다.

03

발모, 아는 것이
힘이다

정상인이 탈모인이 되기는
의외로 어렵다

요즘 머리카락이 많이 빠지는 것 같아 걱정인가? 당황하지 말라. 정상인이 탈모가 되는 것은 물리적으로 매우 어려운 일이다.

물리학을 잘 모르는 사람들도 '관성'이라는 단어는 알고 있을 것이다. 관성은 운동의 법칙 중 하나로, 현 상태를 유지하려는 성질이다. 즉 20대는 20대를 유지하려 하고, 30대는 30대를 유지하려고 하고, 정상모를 가진 사람은 정상모를 유지하려고 하는 성질이다. 이렇듯 관성을 유지하려는 힘을 관성력이라고 한다.

움직이지 않는 자동차를 사람이 움직이려면 엄청나게 큰 힘으로 밀어야 한다. 언덕에서 굴러 내려가는 자동차를 멈추게 하는 것도 엄청나게 큰 힘이 필요하다. 모두 물리적 힘이 가해진 상태이기 때문이다. 젊고 건강한 사람들이 가진 관성력은 중형 자동차를 움직이게 하는 힘만큼 크고, 40~50대 사람들이 가진 관성력은 20대의 젊은이보다는 적지만 그래도 소형 자동차를 움직이게 할 정도의 관성력은 갖고 있다.

그만큼 탈모가 되기는 쉽지 않다. 모발 제품을 남발하거나 잦은 파마·염색으로 모발과 두피가 손상돼 탈모가 되었다고 생각하는 사람이 많다. 그러나 이런 제품들은 20~50대의 현 상태를 유지하려는 관성력을 깰 만한 힘이 없다.

일반적으로 알고 있듯이 탈모는 과도한 스트레스 때문에 발생하는 두뇌 과열로 인한 '두피의 열'에 의해 생긴다. 그러나 아무리 과도한 스트레스 때문에 발생하는 두뇌 과열이라도 일반적으로 현 상태를 유지하려는 관성력을 깨지는 못한다.

따라서 머리카락이 가늘어지고 빠지기 시작하려면 오랫동안 두뇌 과열로 인해 두피에 두피 열이 생기고, 이 열이 모발에 지속적으로 영향을 주어야만 가능하다. 그렇다고 머리카락이 가늘어지고 빠진다고 해서 바로 탈모, 대머리가 되는 것은 절대로 아니다.

운동의 법칙에서 '움직이는 것은 가속도가 붙는다'고 한다. 머리카락이 가늘어지고 빠지는 것 역시 시간이 지날수록 가속화된다. 일단 가속화가 되면 하루보다 이틀이 지났을 때 더 많이 빠지고, 사흘이 지나면 더욱 많이 빠지게 된다. 따라서 머리카락이 가늘어질 때 가능한 한 빨리 스트레스를 줄여서 두피에 가해지는 열을 줄여야 한다. 두피 열만 내려주어도 바로 머리카락 빠지는 숫자가 줄어든다.

그러나 대부분 머리카락이 빠지고 가늘어질 때 아직은 괜찮겠지 하며 방치하거나 적절한 조치를 취하지 못해 머리카락 빠짐이 가속화되는 것을 막지 못한다. 그렇게 방치하다가 순식간에 탈모 면적이 5%, 심한 사람은 10~15%까지 일시에 생기기도 한다.

이때 호랑이 굴에 들어가도 정신만 차리면 되듯이, 머리카락이 가늘어지고 빠질수록 마음을 안정시켜야 한다. 가장 먼저 과도한 스트레스부터 줄여야 한다. 그래야 탈모의 가속화를 막을 수 있다. 어쩌면 현 상태를 유지하려는 관성의 법칙이야말로 슬로 에이징 혹은 젊게 살아가는 방법을 찾는 열쇠일 수 있다.

그런데 왜 강력한 방어벽인 관성의 법칙과 관성력이 무너지고, 탈모 인구는 점점 늘어나고 있는 것일까?

머리카락이 많이 빠진다고 당장에 탈모인이 되는 것은 아니다. 머리카락이 빠진다고 해도 당황하지 않고 적절하게 대처를 하면 탈모인이 될 확률은 1%도 되지 않는다. 그런데 많은 사람이 머리카락이 빠지는 것을 막지 못하고 탈모인이 되는 것은 과대포장된 잘못된 정보가 널리 퍼진 탓도 크다.

탈모에 대한 왜곡된 지식 중 하나는 '탈모는 유전이다'라는 탈모예정설이다. 조상 중에 탈모인이 있으면 누구나 예외 없이 탈모가 된다는 생각이다. 그래서 아버지나 할아버지가 탈모였던 사람은 탈모예정설을 철석같이 믿고 자신도 탈모가 될 날을 목을 빼고 기다린다. 그들은 어느 날 머리카락이 빠지기 시작하면 '올 것이 왔구나'라고 생각하고 이를 극복하기 위한 노력을 아예 하지 않는다.

또 하나의 왜곡된 지식은 '탈모는 불치'라는 사회적인 인식이다. 이런 인식은 탈모 불안증을 만들고, 사회 분위기를 탈모가 당연한 환경으로 만들어 탈모인을 많이 만들어낸다. 이 때문에 많은 사람이 머리카락이 가늘어지거나 빠지기 시작하면 처음부터 자포자기하고 스스로 탈모가 되게끔 동기를 유발해 결국 탈모인이 되어버린다.

탈모에 대한 과대포장 때문에 탈모 불안증이 있다고 하더라도 과도한 스트레스와 피로를 줄이고 적절한 탈모 치료제를 사용한다면 일주일 이내에 머리카락이 빠지는 것이 줄어들고, 한 달 정도 사용하면 가느다란 모발이 굵어지면서 탈모로 진행되지 않게 된다.

탈모 치료제는 발모제처럼 꾸준하게 사용하는 것이 아니라 짧게는 일주일, 길게는 한 달 정도 사용하여 머리카락이 가늘어지고 빠지는 관성을 막는 역할을 한다. 일단 탈모로의 진행을 막으면 탈모 제품들을 사용할 이유가 없기에 장기간 사용하여 내성이 생길 이유도 없다.

시중에는 탈모샴푸, 토닉 등을 포함해 탈모를 치료하는 제품이 많이 나와 있다. 이 제품들을 정확하게 구별하여 사용하는 지혜만 있어도 쉽게 탈모인이 되지 않는다. 따라서 정상인이 탈모인이 되는 것은 정말 어렵다는 것만 명심하고, 잘못 알려진 탈모 불안증에 휘둘려서 미리부터 포기하지 않도록 한다.

탈모 시동과
발모 시동의 원리

탈모인이 발모가 되는 것은 관성력 때문에 서 있는 자동차를 움직이게 하는 것만큼 큰 힘이 필요하다고 앞서 설명했다. 정상인이 탈모가 되는 것 역시 마찬가지다. 그래서 머리카락이 빠지는 것을 막거나, 머리카락이 나지 않은 상태에서 머리카락이 나게 하려면 관성력을 넘어설 만큼의 힘, 즉 에너지가 필요하다. 이를 필자는 '시동을 건다'라고 표현한다.

수많은 발모제와 발모에 도움이 되는 음식들이 있어도 관성력을 넘어서야 발모를 시킬 수 있다. 즉 발모 시동이 걸려야 머리카락이 나고,

탈모 시동과 발모 시동의 원리

탈모 시동	원리	발모 시동
20~30대가 탈모가 되는 것은 서 있는 트럭을 움직이게 할 정도로 매우 큰 힘이 필요하다. 과도한 스트레스와 피로가 오래 지속되어야 탈모가 된다.	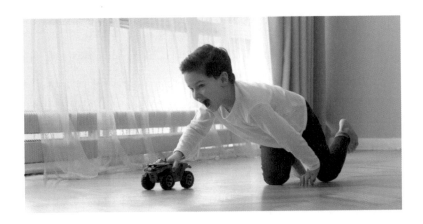서 있는 트럭을 움직이려면 매우 큰 힘이 필요하다.	탈모 면적 60% 이상 탈모인의 발모 시동 역시 서 있는 트럭을 움직이게 하는 것처럼 매우 큰 힘이 필요하다.
40~50대가 탈모가 되는 것은 서 있는 자동차를 움직이게 할 정도의 힘이 필요하다. 체력이 떨어진 연령대에서는 과도한 스트레스와 피로가 지속되면 탈모가 된다.	서 있는 자동차를 움직이려면 큰 힘이 필요하다.	탈모 면적 30% 이내 탈모인의 발모 시동 역시 서 있는 자동차를 움직이게 하는 것처럼 큰 힘이 필요하다.

탈모 시동이 걸려야 머리카락이 빠진다.

탈모 치료는 유아용 장난감 자동차를 움직이게 하는 것만큼 쉽다. 스트레스와 피로만 줄이고 적절한 탈모 치료제를 사용하면 바로 시동이 걸리고 탈모 치료가 된다.

운동의 법칙 중 하나가 '작용이 있으면 반작용이 있고, 작용이 크면 반작용도 크다'는 것이다. 이처럼 탈모와 발모 과정의 두피 변화도 작용이 큰 만큼 반작용이 나타날 확률이 있다.

그렇다면 어떤 것이 반작용일까? 어떻게 감별할 수 있는지 알아보자.

먼저 탈모 시동, 즉 정상모에서 탈모가 될 때의 반작용이다.

스트레스와 피로가 심하여 두피에 열이 많이 생기면 머리카락이 빠

탈모 시동의 반작용

| 스트레스와 피로가 | 스트레스와 피로가 |
| 심하지 않을 때 | 심할 때 |

스트레스와 피로가 심하여 두피에 열이 많이 생기면 먼저
두피 트러블이 오고 더 악화되면 머리카락이 빠진다.

지기 전에 먼저 두피 트러블이 온다. 대개는 두피염이 생긴다. 탈모를 미리 알리기 위한 자연의 방식이다.

스트레스와 피로가 심할 때 두피 트러블이 생기면서 머리카락이 빠지기도 하고, 관성력이 매우 큰 젊고 건강한 사람은 두피염만 생기고 머리카락이 빠지지 않는 경우도 있다.

그렇다면 발모 시동 시 반작용은 어떨까? 탈모 상태에서 발모가 될 때는 발모에너지에 의해 발모 시동이 걸리면서 두피염이나 가려움증이 올 수가 있다. 대개 1~2주 정도 지속되다가 사라진다.

발모 전에 가려움이 심하다는 것은 머리카락이 많이 나고 있음을 알리는 메시지이기도 하다.

발모 시동의 반작용

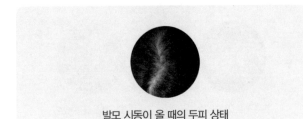

발모 시동이 올 때의 두피 상태

발모가 될 때는 발모에너지에 의해 발모 시동이 걸리면서
두피염이나 가려움증이 올 수 있다.

발모 시동 시 두피에 염증과 가려움증이 있을 때 행동 요령

1. 발모에너지가 많다는 것이므로 기쁘게 즐기는 것이 좋다. 짧으면 2~3일, 길어도 2주 정도 지속되다가 사라진다.

  (2주일 이상~한 달 유지되면 치료 기간이 2~3배 단축됨)

2. 가려움증이 부담스러워 헤어캡을 쓰지 않으면 발모에너지가 줄어들어 가려움증이 약해진다.

  (2~3일 발모제를 중지해도 되나 도로 후퇴하게 되므로 아까움)

3. 절대 긁지 말아야 한다.

  (시동이 걸리면서 나타나려는 솜털뿐 아니라 건강한 모발도 빠지면서 오히려 탈모 부위가 늘어나게 됨)

탈모인과 정상인
구분하는 법

타고나기를 머리카락이 굵은 사람, 가는 사람이 있

고, 머리숱 역시 적은 사람, 많은 사람이 있다. 건강이나 여러 가지 이유로 일시적으로 머리카락이 가늘어지고 많이 빠지기도 한다. 탈모인과 정상인을 감별하는 것은 매우 주관적이다. 흔히 피부과나 탈모클리닉에 가면 머리카락이 풍부한지 현미경으로 관찰하여 탈모 유무를 판단하기도 하는데, 이는 정확한 진단 방법이 될 수 없다.

정상인

이런 케이스는 자신이 정상인이라고 생각하면 정상인인 것이고, 탈모인이라고 생각하면 탈모인인 것이다. 자신이 정상인이라고 생각하고 행동하면 모발은 회복된다. 그러나 탈모인이라 생각해 이런저런 방법을 시도하다가 오히려 좋지 않은 결과를 보기도 한다.

정상인의 머리카락 상태

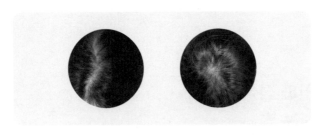

좌측 사진은 현미경으로 보면 탈모라고 할 수 있다. 여성의 사례로
가르마 주변의 숱이 적고 가르마 폭이 넓다.
우측 사진은 남성의 사례로 가마 주변이 다소 넓어 보인다.

탈모인

두 케이스는 주관적으로도, 객관적으로도 탈모인이라고 할 수 있다.

탈모인의 머리카락 상태

좌측 사진은 눈으로도 탈모 부위가 확인된다. 여성의 사례로 가르마
폭이 꽤 넓고 가르마 주변의 머리카락도 가늘어진 것이 보인다.
우측 사진은 남성의 사례로 정수리 부분에 탈모 면적이 눈에 띈다.

정상인이 탈모인이 되는 과정

다음 페이지의 사진 (가)는 발모기질과 체질을 가진 정상인이다. 이
들에게 스트레스, 피로가 오랫동안 지속되면 두뇌 과열로 인하여 과
열된 부분의 두피가 영양을 섭취하지 못하여 관성력이 깨지면서 모발
이 가늘어지고 빠지게 된다. 시간이 지날수록 가속도가 붙으면서 탈
모가 가속화되며 머리카락이 빠지는 양이 많아진다. 이때는 3~5% 정
도 탈모 면적이 생긴 탈모 체질의 정상일 뿐, 아직 탈모인은 아니다.

아직 발모기질과 성질을 가지고 있기에 과도한 스트레스와 피로를 줄이면 다시 가늘어진 모발이 굵어지고 모발이 빠지는 것이 줄어든다. 그러면서 탈모 체질로 치우쳤던 것이 발모 체질로 변하면서 발모기질을 가진 정상인으로 복원이 된다.

사진 (나) 역시 발모기질과 성질을 유지하고 있으나 탈모 체질로 변하고 있는 정상인이다. 이 상태에서 과도한 스트레스와 피로가 지속되어 머리카락이 빠지게 되면 사진 (다)처럼 탈모기질을 가진 탈모인이 되는 것이다.

탈모 진행 과정

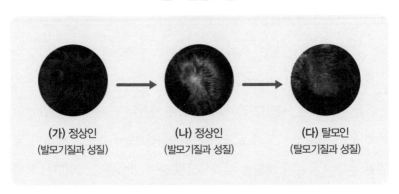

(가) 정상인
(발모기질과 성질)

(나) 정상인
(발모기질과 성질)

(다) 탈모인
(탈모기질과 성질)

왼쪽은 발모기질과 체질을 가진 정상인이고, 가운데는 정상인이 탈모 체질로 변해가는 과정이며, 오른쪽은 탈모가 진행되는 탈모인이다.

어린아이가 노화하여 노인이 되면 외모와 체격만 바뀌는 것이 아니라 기질, 성질, 사고 습관 등 인간이 가진 모든 것이 바뀐다.

이처럼 정상인이 탈모인이 되는 것도 기질, 성질이 완전히 바뀌는 것이다.

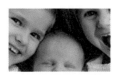 노화 유전자
(노화의식, 물질)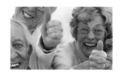

II

발모와
탈모 완쾌
해법 찾기

인체와 화학적 관점으로는 풀기 어려운 탈모의 해법, 인간과 물리
적 관점으로 접근하면 어떤 결과가 나타날까? Part II에서는 발
모와 탈모 완쾌 해법을 다루었다.

04

자연 관점에서
풀어보는 발모 해법

다양한 접근법을 통해
찾은 최강의 발모 해법

오늘날 세상에는 '머리에 열이 많으면 탈모가 된다'라는 카더라 통신과 화학요법으로 일시적으로 머리카락이 나게 하는 방법만이 알려져 있다. 그러나 근본적으로 퇴화된 발모력을 복원시키는 이론이나 방법은 없다.

필자는 '프랙털(fractal, 작은 구조가 전체 구조와 닮은 형태로 끝없이 되풀이되는 구조를 말함) 원리' 혹은 '하나를 알면 열을 통한다'는 옛말에 착안

하여 물리적 원리를 바탕으로 가설을 세우면서 발모 방법과 기술을 발견하고 발전시켰다. 그 결과 퇴화된 발모력을 복원시켜 스스로 발모하고 탈모 완쾌에 이르게 하는 데 성공했다.

물리적 접근을 통한 발모 해법은 어떤 것이 있을까? 첫째 자연환경, 둘째 고전 물리학, 셋째 유체역학, 넷째 인간 관점에서 접근하여 해법을 찾았다. 앞으로 이 접근법으로 발모 해법을 풀어낼 것이다. 물리적 접근을 통한 탈모 완쾌 해법은 발모 촉진 유전자가 탈모 유전자와의 전쟁에서 이기도록 돕는 것이다. 발모 유전자가 꾸준하게 발모하도록 하여 모든 영토를 차지할 때 탈모 완쾌에 이를 수 있다.

자연 관점에서
풀어보는 발모 해법

사막을 열대우림으로 만들려면 어떻게 해야 할까? 기후 변화가 필요하다. 마찬가지로 탈모를 발모하게 하여 모발을 풍성하게 하려면 인간 내부의 기후 변화가 필요하다. 이것은 인체의 힘으로는 불가능하지만 인간의 힘으로는 가능하다. 인간의 기후 변화란 분위기 즉 기질과 성질을 바꾸는 것이다. 다시 말해, 탈모기질과 탈모 때문에 쩔쩔매는 사고방식을 발모기질과 발모 가능성을 믿는 당당한 사고방식으로 바꾸는 것이다.

인체는 자연계의 변화에 민감하게 반응한다. 겨울이 되어 날씨가 추워지면 지표는 차갑지만 동굴 속은 따뜻해진다. 인체도 마찬가지다. 인간의 몸은 날씨에 적응하기 위해 인체의 기후를 변화시켜 체표를 차갑게 하고 체내를 따뜻하게 한다. 여름이 되면 거꾸로 인체는 체표를 덥게 하고 체내를 차갑게 한다. 그러면 대장균과 콜레라 같은 수인성 질환을 일으키는 세균들이 번식하기 좋은 환경이 된다. 그래서 여름철에는 콜레라 같은 질병들이 인간의 생명을 빼앗고, 설사나 장염 같은 질환들도 잘 생기는 것이다.

여름이 지나면 기후가 달라져 인체의 기후도 바뀐다. 다시 인체의 체내 기온이 높아지면서 콜레라는 살 수 없는 환경이 되어 전멸하고, 대장균은 적당한 수만 남게 된다.

이렇듯 자연의 모습과 인간의 모습은 유사하다. 열대우림에서 식물이 무성하게 자라는 것과 두뇌가 활발하게 활동하는 환경에서 모발이 풍성하게 자라는 것, 건조한 사막의 모래 속에서 식물이 거의 자라지 않는 것과 스트레스로 두뇌가 과부하되면서 생기는 과열로 인해 탈모가 생기는 것 등이 비슷한 양상을 보인다.

그렇다면 사막에서도 식물이 무성하게 자랄 수 있게 하는 방법이 있을까? 그 방법을 인간에게 적용한다면 탈모 부위에서 머리카락을

자연과 인간의 유사한 모습

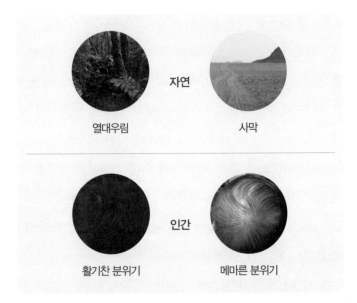

열대우림에서 식물이 무성하게 자라는 것과 두뇌가 활발하게 활동하는
환경에서 모발이 풍성하게 자라는 것, 건조한 사막의 모래 속에서
식물이 거의 자라지 않는 것과 스트레스로 두뇌가 과부하되면서
생기는 과열로 인해 탈모가 생기는 것 등이 비슷한 양상을 보인다.

풍성하게 만들 수도 있을 것이다. 어떤 방법이 있을까? 건조한 사막에
서 식물이 자라게 하는 방법은 여러 가지 있지만 크게 분류하면 세
가지다.

첫째, 자연적으로 사막의 환경이 바뀌어 식물이 자랄 수 있는 환경
이 되는 것이다. 지구 환경이 변하여 건조한 기후가 열대우림이 되는

것을 예로 들 수 있다. 현재는 지구 온난화로 기후 변화가 극심해 곳곳에 사막이 늘어나는 추세라고 한다. 동아시아 쪽에서는 몽골과 중국의 북쪽 지방의 사막화가 진행되어 황사와 미세먼지가 국내에까지 영향을 끼치고 있다.

둘째, 사막에 나무를 이식하는 것이다. 실제로 사막에 인접한 국가들은 엄청난 비용을 들여서 사막에 나무를 심고, 이식한 식물들이 잘 자라도록 관리하고 있다. 그러나 기후를 변화시키지 않은 상태에서 나무를 인공적으로 심었기 때문에, 관리를 소홀히 하거나 필요한 에너지를 제때 공급하지 않으면 나무들의 자체 에너지만으로는 생존하거나 성장할 수가 없다.

셋째, 인위적으로 나무가 잘 자라는 환경을 만드는 것이다. 즉, 외부에서 물을 끌어 오고 비닐하우스로 환경을 보호하여 사막이나 물이 적은 지역에서도 나무가 잘 자라게 한다.

이처럼 사막에서 나무가 자라게 하는 방법을 탈모에 응용해보자. 탈모 부위에서 모발이 무성하게 자라게 하려면 어떻게 해야 할까?

첫째, 환경을 바꾸는 것이다. 탈모환경을 발모에 적합한 환경으로 바꾼다. 사회적·육체적·영적으로 스트레스를 잘 받는 사람은 탈모환경에 놓여 있다 할 수 있다. 건조한 사고 패턴과 기질에서 사랑이 충만하고 열정이 많고 마음이 촉촉한 사고 패턴과 기질로 바뀐다면 발모환경이 된 것이다. 오늘날 사회가 급변하고 개인주의가 팽배하면서 현대인들의 스트레스는 날로 극심해지고 있다. 개개인의 메마른 기질과 성질로 인해 인간관계에서 오는 스트레스 때문에 멘탈이 무너지는 사람도 늘고 있다. 이런 영향으로 성인병과 탈모가 늘어나고 있는 추세다. 현대 의학에서 탈모를 고치기 위해 행하고 있는 방법은 이런 근본적 환경을 바꾸지 않은 채 화학요법을 활용해 일시적으로 식물을 자라게 하는 것이나 다름없다.

둘째, 사막에 나무를 이식하는 것처럼 탈모 부위에 인위적으로 모발이식을 하는 것이다. 메마르고 건조한 사막의 환경을 그대로 두고 나무를 이식하면 나무가 살아남기 어렵다. 탈모 역시 두피 환경을 변화시키지 않은 채 모발만 이식하면, 이식한 모발이 가진 에너지만으로는 살아갈 수 없어서 관리를 매우 꼼꼼하게 하거나 필요한 약물을 공급해야 한다.

그렇다면 인위적으로 탈모 부위의 모발을 풍성하게 하려면 어떻게 해야 할까? 하나는 자연과 인위가 함께 어우러지면서 탈모환경을 발모환경으로 바꾸는 것이다. 또 하나는 자연과 인위가 함께하면서 사막이 된 토양을 옥토로 만드는 것이다.

발모제를 마중물로 하되 이에 전적으로 의지하는 것이 아니라 탈모인이 스스로의 의지로 탈모 분위기(환경)를 발모 분위기(환경)로 만드는 것이다. 또한 발모제를 마중물로 하여 탈모인이 사막화된 토양(발모력이 퇴화된 두피)을 옥토(발모력이 살아 있는 두피)로 변화시키는 것이다.

인위적인 환경을 만드는 것 역시 어렵지 않다. 인간이 사시사철 농사를 짓기 위해 인위적으로 비닐하우스를 도입하였듯이, 발모캡을 도입하여 머리를 보호하고 머리 농사를 짓는 것이다.

사막화된 토양을 옥토로 만들기 위해서는 탈모인 스스로 자신의 탈모기질과 사고 습관을 발모를 위한 사고방식과 기질과 성질로 바꾸어야 한다. 그러면 탈모기질과 성질과 체질을 가진 탈모인이 발모기질과 성질과 체질을 가진 정상인이 될 수 있다.

사막이 된 인체의 두피를 옥토로 만들 수 있는 힘은 인체가 아닌 인간이 가진 잠재에너지인 자연에너지에서 나온다. 사막에서 식물이 자라려면 건조한 사막 환경을 식물이 무성하게 자랄 수 있는 열대우림으로 만들어야 한다.

마찬가지로 탈모된 부위에서 퇴화된 발모력을 살려내 머리카락을 자라게 하려면 탈모환경을 발모환경으로 만들어야 한다.

그런데 무엇이 탈모환경(분위기)이고, 무엇이 발모환경(분위기)일까?

탈모가 생기는 것은 당연하고, 평생 낫지 않으며 계속 심해지기만 할 것이라는 사회 분위기, 탈모를 두려워하고 쩔쩔매면서도 발모가 가능하다는 사실은 불신하는 것, 이것이 바로 탈모 분위기다.

또한 탈모인 자신이 가지는 두려움, 패배감 같은 것도 탈모환경(분위기)이다. 건조한 기후가 사막을 만든다면 탈모를 만드는 인간의 기후는 스트레스에 의해 생기는 메마르고 건조한 감정이다. 그래서 과도한 스트레스가 오랫동안 지속되면 관성력을 뛰어넘게 되고 결국 탈모로 바뀌는 것이다. 그리고 탈모가 되면 탈모를 두려워하고 쩔쩔매는 분위기에 빠져 탈모가 가속화되고 점점 심해진다.

온도가 적정하고 수분이 충분히 공급되는 열대우림 속 식물은 별다른 수고를 들이지 않아도 무성하게 자란다. 머리카락을 자라게 하는 환경은 어떠해야 할까? 가슴을 뭉클하게 하고 마음을 적시는 촉촉한 감정과 열기 또는 열정이 발모에 적합한 환경일 것이다.

그리고 수시로 발모를 이야기하고 발모가 가능하다고 믿으며 발모에 대한 자신감과 자긍심을 가지는 분위기가 되면 누구나 발모가 가능한 세상이 올 것이다.

탈모인 역시 발모기질과 성질을 받아들이고 발모한다는 사고 패턴을 유지하다 보면 사막화된 두피가 옥토로 변하면서 머리카락이 나고 자라게 될 것이다.

사막에서 나무를 심는 것이나 탈모 부위에서 머리카락이 나는 것이나 마찬가지 원리다. 그만큼 환경이 가장 큰 역할을 한다.

두뇌가 에너지를 사용하면 두피는 열이 난다. 그래서 짜증 날 때도 즐거운 일을 할 때도 두피에서 열이 발생한다. 짜증 날 때 발생하는 열이 탈모를 일으키는 열이라면, 즐거울 때 발생하는 열은 발모에너지가 되어 퇴화된 탈모 부위의 발모력을 복원하는 에너지가 된다.

05

물리적 관점에서
풀어보는 발모 해법

물리적 관점으로 보면
발모 해법이 보인다

생물학은 '생체 물리학'을 줄인 말이다. 인간을 포함한 모든 생명체는 물리법칙을 따른다. 물체는 입자와 파동으로 이루어졌으며 입자는 직선으로 움직이고, 파동은 좌로 혹은 우로 도는 회전운동을 한다. 이런 운동에 의해 입자로 이루어진 머리카락과 살은 작용점을 중심으로 하여 직선으로 움직인다. 그래서 살이 찌거나 빠지고, 머리카락이 나거나 빠진다.

유체인 혈액과 체액, 기운과 생각과 감정은 파동운동을 한다. 사람들은 기(氣)가 밀도를 가지지 않아 자연에서 기의 흐름을 느끼지 못한다. 그러나 밀도가 높은 곳에서 낮은 곳으로 흘러갈 때 생기는 바람은 느낄 수 있다. 평소에는 기의 흐름을 느끼지 못하지만 밀도가 높아지면 바람을 통해 그 흐름을 느끼게 된다.

기는 우로 돌고 좌로 도는 회전운동을 하기에 기가 밀도를 가지고 움직이는 형태를 '감기'라고도 하고 '파동운동'이라고도 한다. 물체는 작용점에서 직선 방향으로 힘의 크기에 따라 크고 작게 움직인다. 유체는 작용점을 중심으로 좌회전, 우회전을 하면서 회전운동을 한다. 힘의 크기에 따라 시계추처럼 왔다 갔다 하기도 하고, 냇가의 징검다리를 중심으로 물이 돌아가듯이 작용점을 두고 둥그렇게 움직이기도 하고, 계곡의 급류처럼 난폭하게 흐르기도 한다.

인체는 입자로 이루어졌기에 직선으로 움직이지만, 내부의 유체(혈액, 기와 감정)는 회전운동을 한다. 그래서 머리카락이 빠질 때 둥그렇게 빠지기 시작하고 메꿔질 때도 둥그런 모양으로 작아진다.

물리적 관점으로 풀어보는 다이어트와 발모 해법

비만과 탈모는 눈으로 확인이 가능하고, 노력한 만큼 효과가 나타나는 정직한 질환이다. 비만인은 다이어트 방법을 알고 있지만 안타깝게도 탈모인은 발모 방법을 모르는 것이 차이점이다. 그러나 다이어트의 원리와 물리적인 원리를 안다면 발모와 탈모 완쾌 방법 역시 유추를 통해 알 수 있다.

다이어트 방법을 아는 분들은 화학적 방법인 약으로 치료하는 것보다는 대부분 운동이나 음식 섭취를 줄이는 것으로 살을 뺀다. 물론 일부는 약을 복용하거나 지방흡입을 하기도 하지만 대부분은 섭취량을 줄이고 소모량은 늘린다는 다이어트의 근본 원리를 알기에 물리적인 방법을 사용한다.

탈모는 어떤가? 발모 방법을 모르기에 대부분 약을 복용하거나 모발이식으로 해결하려 한다. 그러나 발모 역시 다이어트처럼 방법을 안다면 물리적 방법을 활용하게 될 것이다.

물리학에서 말하는 힘의 3요소와 운동의 3법칙을 이해하면 발모의 원리와 치료 방법을 알 수 있다. 인체는 물질로 구성되어 있기에 물질의 이치인 물리법칙에서 벗어날 수 없기 때문이다. 힘의 3요소는 작용점, 크기, 방향이다. 작용점은 비만에서는 살, 발모에서는 머리카락이다. 살이 찌는 방향으로 움직였기에 비만이 된 것이고, 살이 빠지는 방향으로 움직이면 정상 혹은 마른 체형이 된다. 마찬가지로 머리카락이 빠지는 쪽으로 움직이면 탈모, 머리카락이 나는 쪽으로 에너지가 움직이면 발모가 된다.

다이어트는 서로 반대 성향을 가진 두 에너지, 소모에너지와 섭취에너지의 차이를 이해하고 실천하면 된다. 소모량을 늘리기 위해 활동

물리적 관점으로 보는 다이어트와 발모

비만 원인

섭취량이 많고 운동량이 부족

다이어트 방법

섭취량을 줄이고 운동량을 늘림

탈모 원인

스트레스와 탈모로 쌓이는
고민 때문에 탈모에너지 발생

발모 방법

탈모에너지를 발모에너지로
바꾸면 머리카락이 남

힘의 3요소는 작용점, 크기, 방향이다. 작용점은 비만에서는 살, 발모에서는 머리카락이다.
살이 찌는 방향으로 움직이면 비만, 살이 빠지는 방향으로 움직이면 정상 체형이 된다.
머리카락도 빠지는 쪽으로 움직이면 탈모, 머리카락이 나는 쪽으로 움직이면 발모가 된다.

량을 늘리고, 섭취량을 줄이기 위해 음식 섭취를 줄이거나 채식 위주
로 하는 식이다.

탈모와 발모의 원리도 이와 마찬가지로 유추할 수 있다. 반대 성향

을 가진 두 에너지, 발모에너지와 탈모에너지 차이를 이해하고 계산하면 된다. 과도한 스트레스와 피로로 생기는 노폐물, 노화물질들에서 나오는 탈모에너지를 줄이고, 열정과 흥으로 두뇌를 활발하게 움직이면서 인체를 건강하게 하는 에너지에서 나오는 발모에너지를 늘리는 것이다.

다이어트의 원리는 섭취량 − 소모량 = 살이 빠지는 양이다.

발모의 원리도 이와 같다.

발모에너지 − 탈모에너지 = 머리카락이 나는 양이다.

따라서 다이어트의 원리와 공식을 알면 치료 계획을 세울 수 있듯이 발모 역시 원리, 공식을 알면 탈모 치료 계획도 유추가 가능하다.

다이어트 계획의 예

① 1개월에 5kg씩 감량하여 4개월에 20kg 감량

　　섭취량 계획 : 단식, 소식, 채식 등 칼로리 조정

　　소모량 계획 : 운동 종류와 운동 시간, 운동량

② 다이어트 완료 후의 몸매 유지 계획을 세움

③ 가족과 지인에게 밝히고 협조를 구함

④ 다이어트 기간 동안 필요한 시간, 에너지, 비용을 계획하고 구간별 목표를 설정함

탈모 완쾌 계획의 예

① 1개월에 5% 탈모 면적을 복구하여 4개월에 탈모 면적 20%를
   복구시킴

   발모열정을 가지고 생활하여 발모에너지 늘리기

   과도한 스트레스와 피로를 줄이는 생활로 탈모에너지 줄이기

② 가족과 지인에게 밝히고 협조를 구함

③ 탈모 완쾌 이후 모발 관리 계획을 세움

④ 발모 및 탈모 완쾌 필요한 시간, 에너지, 비용을 계획하고
   구간별 목표를 설정함

머리카락의
존재 이유

이는 필자의 가설이다. 다수의 동물은 털이 어느 정
도 자라면 멈춘다. 인체에 있는 털도 일정한 길이로 자라면 더 자라지
않는데 유독 머리카락만 멈추지 않고 계속 자란다. 어째서 인간의 머
리카락만이 길게 자라는 것일까?

자연을 거닐면 넓은 초원도 있고 잡초가 우거진 곳도 있으며 풀이

군데군데 나고 흙이 드러난 곳도 있다. 땅이 갈라지고 풀 한 포기 없는 곳도 있다. 이런 자연 현상이 인체에서 털이 드러나는 모습과 같지 않을까? 필자는 인간의 탈모 치료 또한 이와 같은 원리로 할 수 있을 것이라는 가설을 세웠다. 이것은 프랙털 이론에 기초한 것으로 전체가 부분과 닮았다는 과학 이론이며 동양에서 인간은 소우주라고 하는 말과 상통하는 것이다.

자연 속에서 식물과 동물은 공생하며 생명 현상을 유지한다. 식물은 동물들의 대사 활동으로 발생한 이산화탄소를 흡수해 동화작용을 하여 산소를 발생시킨다. 식물이 내뿜는 산소로 대기 중 산소량이 일정하게 유지되어 동물들이 살아간다. 이런 순환 과정을 통해 지구상의 생명이 유지되고 있다.

필자는 인체에서 털은 식물적인 모습이고, 조직 세포들의 활동은 동물적인 모습, 피부와 두피는 식물이 자라는 땅이라고 한다면 식물과 털이 프랙털이라는 설명이 가능하다고 생각한다. 포유동물은 산소를 받아들여 이산화탄소를 배출해야 하는데 폐를 통해 배출하는 데에는 한계가 있기에 폐 호흡과 더불어 피부 호흡을 한다. 많은 양의 이산화탄소를 효율적으로 배출하기 위해 인간은 털을 이용함으로써 폐와 혈관의 부담을 줄이려 한 것은 아닐까 하는 것이다.

인간의 두뇌는 몸의 세포 중 2%를 차지하지만 체내 산소량의 20%를 사용한다고 한다. 그러다 보니 그 산화 과정에서 생긴 열과 노폐물은 일부가 피부에 흡수되어 털이 자라는 연료로 쓰인다. 피부에 흡수되지 않은 나머지 노폐물은 혈액을 통해 폐로 내보냄으로써 장부들의 부담을 줄인다고 생각한 것이다. 이렇게 필자는 털의 존재이유와 역할에 대한 가설을 세워보았다.

그런데 어떠한 이유로 열이 과잉 공급되어 체액, 호르몬 등을 통한 영양 공급에 문제가 생긴다면 어떻게 될까? 두피 조직이 수분과 영양분을 받지 못한다면 땅의 역할을 하는 두피는 사막화되거나(탈모) 퇴색되는(흰머리) 증상이 나타날 것이다. 적도와 사막은 모두 열이 높은 곳이지만 적도는 풀이 무성하게 자라고 사막은 풀이 자라지 못한다. 따라서 필자는 두피에서도 이와 같은 현상이 일어나는 것이 아닐까 생각한다.

현대인이 탈모를 치료하려는 것은 주로 외모 때문이다. 외모지상주의인 한국 사회에서 젊은 탈모인들이 겪는 스트레스는 극심하다 못해 새로운 질병을 일으키는 원인이 되기도 한다.

반면 45세 이상의 탈모인들의 반응은 한결 여유롭다. 이미 결혼했고 직장에서도 어느 정도 지위를 확보하고 있기에 아무래도 절박함이 덜하다. 실제보다 나이가 더 들어 보이는 것에 신경이 쓰이는 정도다. 이 정도의 핸디캡 때문에 막대한 치료비와 시간을 소비하려는 중년층은 그리 많지 않다. 실제로 40~50대 탈모 환자들을 치료해본 결과 치료에 대한 그들의 열의와 노력은 20~30대의 절반에도 미치지 못했다.

어쨌든 필자의 가설이 맞다면, 탈모인들은 털이 신체에서 하는 역할을 너무 간과하고 있는 것이다. 생물학적·의학적 데이터가 없기에 단정하기는 어렵지만 머리카락이 인체 내에서 발생하는 이산화탄소와 기타 두뇌에서 쓰고 남은 찌꺼기를 받아서 처리하고 산소를 공급하는 역할을 한다면 머리카락은 반드시 복원을 시켜 제 기능을 하게 해야 한다.

또한 간사한 기운이 두피로 빠져나가면서 탈모가 된 상황이므로 스트레스에 대한 수용 능력이 정상모를 가진 사람에 비해 떨어지게 된다. 한의학에서 머리카락은 모든 양기가 모이는 곳이라 한다. 즉 머리는 모든 양의 기운이 모이고 양기가 빠져나가는 것을 막는 역할을 한다.

따라서 탈모가 되면 양기가 소모되기 쉬운 구조가 될 수도 있다. 머리카락이 빠지면 인체에 불균형을 가져오고 스트레스로부터 보호하는 역할을 못하게 되는 결과를 가져온다. 외모적인 차원뿐 아니라 이런 귀중한 역할을 복원하기 위해서라도 탈모를 치료하고 머리카락을 나게 하는 데 힘을 쏟아야 할 것이다.

스트레스가 인체에
미치는 물리적 영향

우리는 흔히 스트레스가 만병의 근원이라 한다. 실제로 사회적·정신적·육체적 스트레스가 쌓이면 질병과 노화를 일으키는 에너지가 쌓인다. 그런 노화 또는 질병 에너지의 일부가 탈모로 나타나는 것이다. 이를 에너지 보존 법칙 혹은 에너지 불변의 법칙 관점에서 보면 탈모인은 탈모가 된 만큼의 노화 또는 성인병을 유발하는 에너지가 줄어든 것이다. 즉, 탈모가 생김으로써 다른 질병이나 노화를 막아준 셈이다.

에너지 불변의 법칙과 탈모

스트레스를 오랫동안 받을 수밖에 없는 상황에서 스트레스로 인해 노화, 성인병, 탈모 중 하나가 발생할 수밖에 없다고 한다면 사람들은 어떤 것을 선택할까? 1~2년 더 늙거나 당뇨나 고혈압 같은 성인병이 생기거나 탈모가 발생한다면 당신은 이 중에서 무엇을 선택할 것 같은가? 에너지 불변의 법칙에 의하면 탈모는 성인병과 노화가 생기는 것을 막아주는 고마운 존재인 셈이다.

에너지 불변의 법칙과 탈모와의 관계

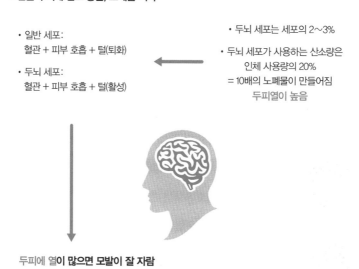

모발은 두뇌에 산소 공급, 노폐물 처리

- 일반 세포:
  혈관 + 피부 호흡 + 털(퇴화)

- 두뇌 세포:
  혈관 + 피부 호흡 + 털(활성)

- 두뇌 세포는 세포의 2~3%

- 두뇌 세포가 사용하는 산소량은
  인체 사용량의 20%
  = 10배의 노폐물이 만들어짐
  두피열이 높음

두피에 열이 많으면 모발이 잘 자람

- 인간의 머리털은 폐열에
  의해 성장(추정)

- 다른 조직보다 털이 잘 자란다

- 다른 동물보다 머리털이 길다

과도한 스트레스와
피로에 의하여

처리할 수 있는 양보다
폐열이 증가(병 유발 에너지)

성인병이나
탈모

두뇌 활성화로 처리할 수 있을
정도의 폐열 생산, 발모 에너지

모발 풍성,
몸도 건강

스트레스가 쌓이면 질병과 노화를 일으키는 에너지가 쌓인다. 그런 노화 또는 질병 에너지의 일부가 탈모로 나타나는 것이다. 이를 에너지 불변의 법칙 관점에서 보면 탈모인은 탈모가 된 만큼의 노화 또는 성인병을 유발하는 에너지가 줄어든 것이다. 즉, 탈모가 생김으로써 다른 질병이나 노화를 막아준 셈이다.

에너지 불변의 법칙과 발모

탈모가 성인병과 노화를 막아주는 고마운 존재라면 발모를 하는 것은 왜 좋은가?

발모를 해야 하는 이유

탈모 상태	외모 관점	예방 관점	발모의 의미	발모를 하면 좋은 점
	외모 때문에 보충할 필요는 없음(발모 오래 걸림)	성인병과 노화를 막아줄 머리카락이 거의 없어 발모 필요	발모의 의미	• 성인병과 노화를 막아줄 머리카락을 재생 • 외모상 모발 풍성
	외모상 보충이 필요	성인병과 노화를 막아줄 머리카락의 보충이 필요		• 성인병과 노화를 막아줄 머리카락을 재생 • 외모상 모발 풍성
	외모상 보충이 시급	성인병과 노화를 막아줄 머리카락의 보충이 필요		• 외모상 모발 풍성 • 성인병과 노화를 막아줄 머리카락을 재생
	외모상 보충이 상당히 시급	성인병과 노화를 막아줄 머리카락의 보충이 필요		• 외모상 모발 풍성

유체의
운동과 파동

여러분은 어째서 탈모 부위가 둥그렇게 나타나는지 궁금한 적 없는가? 연못에 돌을 던지면 동그란 파문이 생기듯 기(氣)는 시계 방향 또는 반시계 방향으로 돌면서 감기기 때문이다.

탈모와 발모를 위한 운동 방향은 어떨까? 시계 방향으로 돌면 에너지가 쌓이고 발모가 된다. 반시계 방향으로 돌면 에너지가 흩어지고 탈모가 된다.

탈모는 원형?

연못에 돌을 던지면 동그란 파문이 생기듯 기(氣)는 시계 방향 또는 반시계 방향으로 돌면서 감기기 때문에 탈모도 원형으로 진행된다.

기의 운동과 파동

유체란 물과 혈액 같은 액체, 공기 같은 기체처럼 흐르는 물질을 말한다. 물리학에서 유체가 파동운동을 한다는 것을 규명하기 전부터 동양에서는 '기'라는 보이지 않는 유체가 파동으로 움직이는 것을 알고 있었다. 그리고 인체 내의 체액, 혈액 같은 유체도 기의 운동을 따라 파동운동을 한다고 했다. 그래서 감기를 만병의 근원이라고 했던 것이다.

감기라는 말의 뜻 중 하나는 기에 감염되었다는 의미이고, 또 하나는 기의 파동성으로 '기가 감겼다'는 의미다. 그래서 '기를 풀어주면 감기가 좋아진다'고 한의학에서는 말한다. 불행히도 동양의학의 진수들이 정확하게 알려지지 않은 탓에 감기의 뜻을 정확하게 이해하지 못한 사람들은 감기가 단지 호흡기 질환인 기관지염이나 폐렴이 발생하기 전에 나타나는 바이러스 증상으로만 알았다.

동양의학에서의 감기는 바이러스와 세균과 다양한 유체들의 충돌로 기가 감기는 것을 의미한다. 기가 감겼는데 이를 풀지 못하면 충돌이 일어난 부분(작용점)에서 각종 염증이나 종양, 결석 등이 발생할 수 있으므로 감기를 만병의 근원이라고 표현한 것이다. 감기의 뜻을 이해하지 못한 환자나 의사들은 감기를 쉽게 생각하여 치료 시기를 놓친다. 신우신염이나 간염 같은 질병이 생긴 후에야 '감기 증상인 줄 알고 조치를 취하지 못했다'며 의사를 탓하기도 한다.

기의 운동은 크게 감기는가, 풀어주는가로 나타난다. 감기는 방향이 시계 방향이면 기가 쌓이고, 반시계 방향이면 기가 풀어진다. 이렇듯 기의 운동 방향을 파악하는 것이 바로 맥을 짚는 것이고, 기의 운동 방향을 바로잡는 것이 치료다.

기가 시계 방향으로 감기면서 운동해야 발모가 되고, 반시계 방향으로 풀어주며 운동하면 탈모가 된다. 종양도 마찬가지다. 양성 종양은 작용점을 중심으로 기가 반시계 방향으로 돌면서 종양이 점점 외부로 크게 나타난다. 악성 종양은 기가 시계 방향으로 감기면서 점점 속으로 파고든다. 통증도 마찬가지고, 우울증 같은 정신질환도 마찬가지다. 우울증은 우울한 의식이 쌓여서 생기는 질환이므로 쌓여 있는 기운들을 풀어내면 건강하게 된다.

물리학에서 힘의 3요소는 작용점, 방향, 크기다. 여기서 작용점은 '끌개점'이 된다. 여러 기운들은 이 끌개점을 중심으로 밀도와 속도를 가지고 끌어당기기도 하고 밀어내기도 한다. 끌어당기는 점과 밀어내는 점이 같으면 평행선을 유지하게 되어 현 상태에 머무른다. 운동량은 질량 곱하기 속도로 계산된다. 기의 운동은 끌개점을 중심으로 운동량의 크기에 따라 현 상태를 유지하는지 특정 방향으로 진행하는지를 예측할 수 있다. 탈모 역시 이 이론을 잘 이해하면 발모는 물론 완쾌도 가능하다.

끌개의
법칙

끌어당기는 점인 끌개점을 중심으로 끌개를 세 가지로 나눌 수 있다. 첫째는 '묶인점 끌개', 둘째는 '한계순환 끌개', 셋째는 '기이한 끌개', 즉 난류다.

학생 때 책가방만 들고 왔다 갔다 하지 말라는 말을 들어보았을 것이다. '묶인점 끌개'는 시계추 운동과 방향에서 나타난다. 시계추는 가운데를 중심으로 좌우로 움직이지만 고장이 나면 가운데에서 멈추게 된다. 시계추의 가운데를 묶인점, 끌개점이라고 한다.

끌개의 법칙

'한계순환 끌개'는 시냇가에 놓인 징검다리를 상상하면 이해하기가 수월하다. 물이 흐르는 속도가 느리면 물은 징검다리를 지나쳐 가지만, 속도가 빠르면 냇물이 흘러가다가 징검다리 주위를 맴돌게 된다. 그러면 냇가에 있는 불순물들이 징검다리 주위에 쌓이고, 시간이 지나면 징검다리에 이끼가 낀다. 이 징검다리 돌이 한계순환 끌개점이 된다.

필자가 《혼돈의 과학》(존 브리그스 저, 김광태 역)이란 책에서 본 글을 인용해 설명하겠다.

"움직이지 않고 불순물이 없는 물은 100도 이상 되어도 끓지 않고, 영하 이하로 내려가도 물이 얼지 않는다고 한다. 그러나 이 물에 먼지 하나라도 떨어지면 바로 끓거나 얼어버린다."

먼지가 끌개가 되는 것이다. 대통령이 국정을 잘못하여 국민들 사이에 불만이 쌓이게 되면, 누군가가 선동을 하여 세력을 모으려고 한다. 몇 년 전 촛불시위를 하던 상황과 비슷하다. 이때 촛불이 끌개가 된다.

'기이한 끌개'인 난류는 홍수가 나면 개울물이 급류가 되는 것에서 볼 수 있다. 홍수가 나면 개울을 건너던 사람들은 급류에 휩쓸려 떠내려가고 만다.

기이한 끌개는 홍수로 물이 넘치고 물의 흐름이 빨라지면 개울가의 돌들 때문에 유속이 더욱 붙으며 불어나는 형태다. 또한 수도꼭지를 조금 틀면 물이 조금씩 흐르다가 수도꼭지를 활짝 틀면 콸콸 쏟아지는 모양이 바로 난류인 기이한 끌개의 모습이다.

시위로 많은 사람이 모이면 예기치 않은 행동이 일어난다. 기물을 부수고 경찰과 몸싸움하고 예측할 수 없는 난동이 일어나는 것도 기이한 끌개인 난류에 속하지 않나 생각한다. 인체 내에서도 이와 비슷한 일들이 일어난다.

스트레스로 인해 기의 흐름이 약할 때는 묶인점 끌개 같은 현상으로 국소적인 두통 또는 의식을 자극하여 우울·불안으로 나타났다가 사라진다. 그러다가 스트레스가 장기간 지속되거나 기의 흐름이 빨라지면 나쁜 기운이 증식되고 두뇌 또는 국소 부위에 쌓인 먼지나 노폐물, 가래 등이 끌개가 되어 기의 흐름이 더욱 빨라지게 된다. 그러면 한계순환 끌개가 되어 탈모가 되거나 만성 두통, 우울, 불안 등이 장기간 이어지면서 결국 고혈압, 당뇨, 신장병 등 만성적인 질환으로 전락한다.

탈모 형태가 원형이나 타원 또는 곡선으로 나타나는 것은 나쁜 기운이 한계순환으로 끌개 주위를 맴돌면서 밖으로 빠져나가는 것을 의미한다.

다시 말하면, 탈모가 생겼다는 것은 그 사람을 괴롭히던 나쁜 기운들이 빠져나갔다는 의미이므로 대부분은 더 이상 스트레스에 시달리지 않게 된다. 이성 문제로 고민하는 젊은이라면 자리를 털고 일어나고 직장 문제로 쩔쩔매던 사람이라면 새로운 활로를 찾은 것이다. 하지만 그들에게는 탈모라는 새로운 고민이 시작된다.

과도한 스트레스로 탈모 기운의 속도가 급박해지고, 탈모물질(노폐물)이 엄청나게 늘어나면 그 한계를 넘어서 기이한 끌개가 된다. 두뇌 주위에서 이런 현상이 발생하면 정신질환이 나타나거나 고혈압, 당뇨 환자의 경우는 중풍, 정맥류 파열 같은 증상이 나타나고, 심장질환자는 심장마비 증상이 나타난다. 항암제를 사용한 분들이 한꺼번에 머리카락이 빠지는 것도 기이한 끌개의 영향이다.

만약 탈모를 일으킨 나쁜 기운들이 탈모를 일으키지 않고 다른 증상을 일으켰다면 더 끔찍한 일이 벌어졌을지도 모른다. 정신질환과 성인병은 현대 의학으로 고치기 어렵고, 평생 약과 함께 살아가야 한다. 한 번 걸리면 엄청난 치료비를 감당해야 하고 만약 치료를 소홀하게 하면 합병증이나 더 위중한 상황이 발생할 수도 있다.

반면 탈모 환자의 경우는 겉으로는 나이가 들어 보이지만, 사실 탈모는 치료를 하지 않아도 그만인 질환이다. 게다가 치료할 경우는 빠르면 2개월 이내에 발모가 가능하고 치료비도 저렴하다.

이렇듯 치료를 안 해도 그만이고 치료 기간도 짧으니 '그나마 탈모라서 다행이다'라는 표현을 하거나 발상을 더욱 긍정적으로 전환하여 '고마운 탈모'라고 표현할 수 있다. 탈모에 대한 열등의식보다 자긍심을 가지면서 발모와 탈모 완쾌를 지향하는 편이 치료 기간도 짧아지고 완쾌 확률도 높아지게 된다.

끌개의 법칙을 활용한 발모 방법

탈모 부위에 머리카락이 자라게 하는 것은 관중을 모으는 것과 유사하다. 그만큼 이벤트 내용이 좋아야 많은 호응을 얻을 수 있는 것처럼 탈모 부위를 메꾸려면 이벤트, 즉 동기와 과정이 좋아야 한다. 탈모 부위에 머리카락이 나는 것이나 빈 공간에 관중을 모으는 것은 둘 다 분위기를 띄워야 가능하다. 탈모의 경우 발모 분위기가 뜨겁게 달아올랐는가에 따라 발모량이 달라진다.

끌개의 법칙과 발모 방법

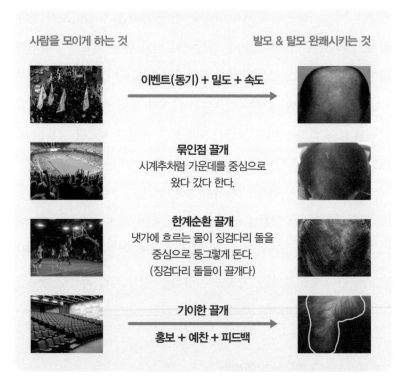

탈모 부위에 머리카락이 자라게 하는 것은 관중을 모으는 것과 유사하다.
관중을 많이 모으려면 이벤트 내용이 좋아야 한다.
마찬가지로 탈모 부위를 메꾸려면 이벤트, 즉 동기와 과정이 좋아야 한다.

광화문 광장에 촛불시위가 있거나 월드컵 경기 중계를 한다면 몇십
만 명의 엄청난 관중을 모을 수 있다. 하지만 탈모 치료 자체가 힘들
정도로 심각할 경우에는 대부분 사람들은 그만한 이벤트를 할 동기를

찾지 못한다. 누군가가 발모로 모발을 다소 풍성하게 할 수 있다고 말해도 스스로 치료할 가치를 느끼지 못하기에 완쾌가 어려운 것이다.

국가대표 축구 경기가 있으면 7만 관중도 능히 모을 수 있다. 탈모를 완쾌시키려는 강력한 동기가 있으면 탈모 면적이 70%에 이르는 탈모인도 완쾌가 가능하다. 그러나 탈모 면적 70% 이상의 탈모인들은 대부분 나이가 많거나 탈모인으로 살아가는 데 익숙해져서 굳이 발모를 하거나 탈모를 완쾌시켜야 할 동기와 의지가 거의 없다.

농구나 배구 결승전이 있을 때 실내체육관에 관중을 가득 모을 수 있듯이 탈모 중증은 발모 동기와 의지가 있다면 일 년 정도만 치료하면 모발이 풍성해질 수 있고, 발모에 들어가는 에너지도 충당할 수 있어 탈모 완쾌가 가능하다.

500명 규모의 객석을 갖춘 소극장은 연극이나 뮤지컬 관객들이 찾는다. 탈모 면적 20% 정도 되는 탈모 경증은 탈모의지와 동기가 약하더라도 발모에 대한 기대감과 설렘으로 3개월 정도면 머리를 풍성하게 할 수 있다.

이처럼 관중의 열기를 끌어낼 수 있는 이벤트가 있다면 관중이 모이듯이, 발모열기와 탈모 완쾌의지를 끌어낼 이벤트와 동기가 있다면 누구든 모발을 풍성하게 할 수 있다.

06

유전자 관점에서 풀어보는
탈모 완쾌의 해법

유전자 싸움을 이해하면
탈모 완쾌 해법이 보인다

유전자 전쟁 관점에서 보면 생로병사는 유전자들이 벌이는 전쟁의 결과물이다. 태어나면서부터 가진 우성 유전자에 의해 젊고 건강한 몸으로 살아가던 인간이 점차 열성 유전자인 노화 유전자에 땅을 빼앗기면서 늙고, 성인병을 일으키는 열성 유전자에 땅을 빼앗기면서 병들고, 탈모를 일으키는 열성 유전자에 땅을 빼앗기면서 탈모가 된다.

이런 식으로 열성 유전자들이 무한 증식하면서 우성 유전자를 다 내쫓으면 종국에는 죽게 된다.

유전자 전쟁과 생로병사

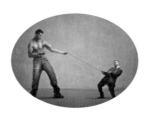

힘이 강한
열성 유전자
(탈모의식)

힘이 약해진
우성 유전자
(발모의식)

생로병사는 유전자들이 벌이는 전쟁의 결과물이다. 우성 유전자에 의해 건강하던 인간이 성인병을 일으키는 열성 유전자에 땅을 빼앗기면서 병들듯이, 탈모를 일으키는 열성 유전자에 땅을 빼앗기면서 탈모가 된다.

동양의학과 서양의학이 보는 유전자 전쟁

서양 의학	화학적 유전자 조작	게놈 프로젝트
동양 의학	물리적 유전자 싸움	소질 계발(발모)

① 서양은 유전인자가 좋아하는 성분을 찾아서 투여한다(연역법)

다음은 서양의학에서 어떤 식으로 발모를 유도하는지 잘 설명하는 기사 내용이다.

발모를 촉진하는 유전자가 발견됐다. 미국 하버드대 등 연구팀은 모발의 성장을 촉진하는 유전자를 발견하고 쥐 실험을 통해 상처 치유 효과도 있는 것으로 확인했다고 발표했다. 연구 논문은 미국 과학 잡지 〈셀〉에 게재됐다.

이 유전자는 'Lin28a'로, 사람을 포함해 포유류에서는 태아기에 활발하게 작용하지만 생후에는 거의 작용하지 않는다. 연구팀은 생후에도 이 유전자가 작용하도록 조작한 쥐와 일반 쥐의 등쪽 털을 깎았다. 일주일 후 일반 쥐는 거의 털이 자라지 않은 반면, 유전자 조작 쥐는 거의 원 상태로 회복됐다. 모공의 수와 크기는 변화하지 않고 유전자가 만드는 단백질이 모발의 성장을 앞당긴 것으로 확인됐다.

연구팀은 이 유전자로 생기는 단백질과 같은 작용을 하는 시약도 이와 같은 효과가 있는 것으로 확인하고, 앞으로 연구를 더 진행하면 약물 개발로 연결지을 수 있을 것이라고 설명했다.

❷ 동양은 발모인자가 좋아하는 분위기로 발모가 되게 한다(귀납법)

동양은 인간으로 범위를 넓혀서 귀납법을 중심으로 발모 촉진 유전인자가 좋아하는 환경(분위기)을 제공하여 결국 발모인자가 충만해져서 발모가 되게 한다. 기질(환경·분위기)을 변화시키면 성질이 변하고, 체질도 변한다.

역으로 체질을 변화시키면 성질과 기질도 변한다. 이를 소질 계발이라고도 한다. 예를 들면 전쟁에서 공군이 제공권을 장악하면 보급을 충분히 받게 된 보병이 땅을 점령하기가 쉽다. 인간도 마찬가지로 탈모 분위기를 발모 분위기로 바꾸면 발모인자가 보급을 충분히 받아서 탈모인자가 점령한 땅을 되찾기 수월해진다.

유전자 관점의 탈모 과정

우성인 발모 유전자가 과도한 스트레스와 피로 지속으로 탈모 유전자의 공격을 받아 방어선이 무너지면서 땅을 빼앗기는 것이 바로 탈모다. 힘이 강해진 탈모인자들은 탈모의식을 증폭시키면서 발모 유전자를 몰아내고 점점 면적을 넓혀간다.

탈모 유전자의 공격

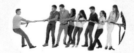

발모 유전자
(발모의식)

스트레스가 장기간 지속되면서
먹이가 풍부해진 탈모 유전자
(탈모의식)

발모인자가 탈모인자와의 전쟁에서
땅을 빼앗기면 탈모가 된다

우성 유전자인 발모 유전자를 가졌더라도 과도한 스트레스가 오래 지속되면
탈모인자는 먹이가 풍부해지고 힘이 강해져서 발모 유전자의 땅을 빼앗는다.

유전자 관점의 발모 과정 : 발모 유전자가 힘이 강할 때

발모 유전자가 힘이 강해지고 탈모인자보다 에너지가 월등해지면 어떤 일이 일어날까?

발모는 힘이 약해졌던 발모 유전자가 탈모 유전자에 빼앗긴 땅을 되찾기 위하여 싸움을 걸면서 시작된다. 발모기술이 좋아지면서 힘이 강해진 발모 유전자가 힘이 약해진 탈모 유전자로부터 땅을 되찾는 것, 그것이 곧 발모다. 힘이 강해진 발모인자가 탈모인자를 몰아내면 탈모 부위에서 머리카락이 나고 자라는 것이 눈에 띄게 나타난다.

발모 유전자가 힘이 강하면 생기는 현상

힘이 강해진
발모 유전자
(발모의식)

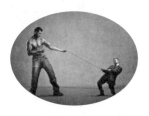

힘이 약해진
탈모 유전자
(탈모의식)

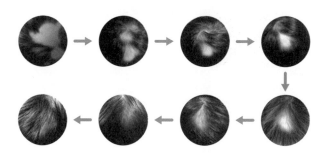

힘이 강해진 발모인자가 탈모인자를 몰아내면 탈모 부위에서
머리카락이 나고 자라는 것이 눈에 띄게 나타난다.

유전자 관점의 발모 과정 : 발모 유전자와 탈모 유전자의 힘이 대등할 때

치료를 시작하더라도 스트레스가 심한 상태에서는 오히려 머리카락
이 더 빠지기도 한다.

발모 유전자와 탈모 유전자가 힘이 비슷하면 생기는 현상

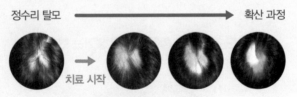

스트레스를 줄이지 못하면 치료를 하더라도
머리카락이 나는 한편, 머리카락이 계속 빠진다.

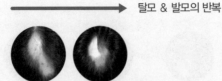

탈모인자의 공격으로 길이는 늘어나고, 발모인자의 공격으로
굵기는 줄어들어 탈모된 모양이 달라지기도 한다.

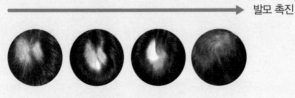

탈모 면적이 둘로 나누어지고 면적이
좁아지면서 탈모 부위를 메꾸어간다.

발모 유전자와 탈모 유전자의 힘이 비슷하면 다양한 현상이 나타난다.
머리카락이 나고 빠지기를 반복하면서 탈모 부위가 넓어지거나
탈모 모양이 변한다. 또는 탈모 부위가 나눠지면서 점점 발모가 진행된다.

유전자 싸움은
곧 자신과의 싸움

유전자 간의 싸움은 발모의식과 탈모의식 간의 기세 싸움이다. 어떤 의식이 지배적인가에 따라 내 안의 생각도 달라진다. 탈모의식이 지배하면 발모하려는 의지가 꺾이고, 발모의식이 지배하면

발모의식과 탈모의식 간의 기 싸움

탈모 유전자의 반격

• 지인과 동료, 가족을 동원하여 여러 유형으로 발모의지를 꺾고, 발모열 정을 약화시킴.

• 게으름과 싫증, 귀찮음 을 유도하여 중도 포기하 게 만듦.

• **탈모 유전자의 승리**

발모 유전자의 수비

탈모가 끔찍하게 싫은 이유를 되살려 발모의 지와 열정이 살아남.

발모 유전자의 공격

발모하면 좋은 이유를 떠올리면서 발모를 예찬 하면 발모의지와 열정이 살아 오름.

자기와의 싸움은 곧 유전자 싸움이라는 것을 알고, 우성 유전자가 이길 수 있는 시스템을 만든다면 발모 역시 백전백승이 된다.

신바람 나서 발모생활을 하게 된다.

인간의 마음은 갈대라고 하는 것도, 작심삼일이 계속되는 것도, 자기와의 싸움에서 이겨야 한다는 말도 모두 유전자 간의 기세 싸움의 결과로 드러나는 것이다. 자기와의 싸움은 곧 유전자 싸움이라는 것을 알고, 우성 유전자가 이길 수 있는 시스템을 만든다면 발모 역시 백전백승이 될 것이다.

07

인간 관점에서
풀어보는 탈모 완쾌의 기술

서양은 인체의학,
동양은 인간의학

인간이 다른 동물과 능력의 차이가 큰 것은 인간이
지닌 다양한 힘 때문이다. 이 힘들을 잘 쓰면 기술이 좋은 것이고, 기
술이 없다면 이번 기회에 기술을 향상시켜서 발모와 탈모 완쾌뿐 아
니라 삶의 질도 향상시킬 수 있다.

두뇌가 활성화되면서 발생하는 발모에너지와 두뇌가 과열되면서 발
생하는 탈모에너지 차이에 의하여 머리카락이 나기도 하고 빠지기도

한다고 앞서 충분히 설명했다. 일반적으로 두뇌를 활성화하므로 머리카락이 풍성한데, 과도한 스트레스를 받으면 두뇌가 과열되고 두피의 발모력이 퇴화되어 탈모가 생긴다.

두뇌는 누구에게나 있다. 인공지능도, 인간도, 동물도 두뇌를 사용한다. 인간이 인공지능과 다른 것은 생각과 감정과 마음을 가지고 있기 때문이다. 그래서 생각과 마음가짐에 따라 두뇌가 과열되어 탈모가 되기도 하고, 발모열기로 두뇌를 활성화해서 머리카락이 나게 하기도 하는 것이다.

인체는 인간의 수용체·보장체·표현체·발현체이지, 인간 그 자체가 아니다. 인간은 육체(인체)가 가진 힘인 체력 이외에도 정보를 활용하는 지력, 원함을 현실로 나타내기 위한 기획과 실행력, 인간의 우성과 열성인 유전자들이 내는 의식들을 다스리는 기발생력, 인간성을 보존하려는 마음의 힘, 인간의 미시·거시 세계의 관계력 그 외에도 인간이 인지, 인식하지 못하는 물리적인 힘을 지니고 있다. 이 힘들을 어떻게 쓰는가에 따라 인간의 능력 차이가 나타난다. 발휘된 힘의 차이가 누적되어 거대한 에너지를 휘두르는 대통령도, 에너지가 거의 없는 늙고 병든 인간도 생긴다.

서양의학은 인체의 힘인 면역력으로 발모력을 살리려고 한다. 반면에 동양의학은 면역력 외에도 치료력과 복원하는 힘인 자연치료력을 살려서 퇴화된 발모력을 복원시키고 있다.

인간의 에너지는
곧 자연에너지

자연치료력과 면역력은 치료의 주체를 '인간'으로 바라볼 것인가, '인체'로 바라볼 것인가에 따라 다르다.

오스트리아의 천체물리학자인 에리히 얀치(Erich Jantsch)는 《자기-조직하는 우주》라는 책에서 "관찰자가 파동으로 관찰하느냐 입자로 관찰하느냐에 따라 관찰이 다르게 나타난다"고 말했다. 마찬가지로, 치료의 주체를 인체가 가진 면역력이 아닌 인간이 가진 자연치료력이라고 본다면 인간의 잠재된 능력을 발휘하여 탈모 문제를 충분히 해결할 수도 있다.

인간이 지닌 자연에너지의 힘

자연에너지는 무엇이고 어떻게 해야 이것을 살려서 질병 예방과 치료는 물론 복원까지 가능할까? 흔히 자연요법, 자연치료라고 하면 깊은 산이나 깡촌에 가서 천연 재료만을 사용하면서 치료하는 것을 생각한다. 일부는 맞는 말이지만, 정확하게 설명하자면 자연요법은 자기 안의 자연에너지를 끌어내어, 즉 인간의 물리적인 힘을 활용하여 치료하는 요법이다.

노자는 무위를 자연이라고 했다. 자연은 스스로 자(自)와 그럴 연

(然) 글자가 합쳐진 단어로, 글자 그대로의 뜻은 '스스로 그러함'이다. 즉 스스로 명분과 동기를 만드는 것이 곧 자연이다.

스스로 명분과 동기를 만들어서 어떤 질병이 생기고, 스스로 질병을 악화시키고, 스스로 동기와 명분을 만들어서 질병을 치료하는 것이 바로 자연치료인 것이다. 모든 것은 자기 스스로 동기를 만들어서 된 것으로 자연은 자의적·자발적이고 자율적이고 자치적인 것이다.

자연에너지는 인간이 가진 체력, 정보 활용 능력, 계획과 실천력, 기발생력, 심력, 관계력뿐만 아니라 그 외에도 다양한 힘으로 구성된 잠재된 에너지다.

이런 위대한 에너지를 지니고도 인간은 스스로 동기를 만들어내지 못하여 자연에너지가 퇴화되고 제대로 사용하지 못하고 있다. 역사상, 그리고 현재에도 큰 업적을 이루고 위대한 인물일수록 자연에너지를 최대로 살려낸 이들이 아닐까 생각한다.

자연에너지를 살리면 탈모가 해결된다

인간이 가진 잠재된 에너지인 자연에너지를 살려내어 '탈모'라는 수수께끼를 풀어보자. 우리는 질병 치료는 국가에서 의사 자격증을 받은 사람들이 하는 것으로 알고 있지만, 사실 치료의 주체는 내 안에 있는 자연치유력이다. 의사는 환자에게 필요한 체력과 지력을 도와주는 사람이며 인체를 대신하여 작전을 짜는 참모에 불과하다.

인간의 몸 안에는 의사(자연치유력)와 건축업자(복원력)가 있다. 몸 속 의사(자연치유력)는 자가면역 치료 시스템을 가지고 있다. 건축업자(복원력)는 부모에게 물려받은 설계도에 따라 지금의 나를 만들었고 나의 소망과 명과 업에 따라 내일의 나를 만들고 있다. 또한 건축업자(복원력)는 국가에서 자격증을 준 의사들이 수술 또는 시술한 자리를 복원하는 역할을 하고, 탈모 부위의 퇴화된 발모력을 복원해서 머리카락을 풍성하게도 해준다. 의사들이 물리적 방법인 수술 또는 시술을 할 수 있는 것은 인간이 가진 자연치료력 덕분이다.

의사가 환자에게 치료에 필요한 약물을 처방해주면 이 약물을 받아서 치료하는 것은 환자의 몸 속에 있는 자연치유력의 몫이다. 인간이 빠른 치료 효과를 얻기 위해 자기 안에 있는 건축업자(복원력)에게 제시해야 하는 것은 목적과 목표다.

50대 남자가 있다고 가정하자. 그는 15년 전에 탈모가 발생했고, 이마 라인과 정수리 부분에 머리카락이 없는 상태다. 그의 바람은 일 년 후에 정상모가 되는 것이다. 이것은 자기의 몸 안에 있는 건축업자(복원력)에게 설계도를 제시한 것과 같다. 그가 일정과 실행 계획을 짜고 거기에 따라서 생활한다면 건축업자(복원력)는 자기 안에 있는 의사(자연치유력)와 합의하여 자가면역 시스템을 변경하면서 사막을 옥토로 만드는 작업을 할 것이다.

질병이 아니더라도 인간은 사회 변화에 따라 다양한 직업을 선택하고 변경한다. 음식점을 하던 가게가 업종을 달리하거나 품목을 달리하게 되면 가게 내부를 변화시키기 위하여 인테리어를 새롭게 한다. 마찬가지로 인체도 직업이 달라지면 새로운 직업에 맞는 기질과 성질과 사고 패턴을 가져야 한다.

영업부에서 일하던 사람이 관리직이 되면 그동안의 기질과 성질과 사고 패턴을 관리직에 필요한 것으로 변화시킨다. 이 과정을 수행하는 것이 인간이 가진 자연에너지인 '자연치료력(복원력)'이다. 자연, 즉 '스스로 그러함'이, 생각을 긍정적으로 돌려 새로운 직업의 변화에 긍정적으로 대처하면 '스스로 그러함 + 에너지 = 자연에너지'가 살아나면서 직업에 맞는 소질 개선(적응)뿐 아니라 소질로 계발(진화)할 수 있게 된다.

그러나 새로운 직책에 대해 '할 수 없다, 어렵다' 등의 부정적인 생각을 가지면 자연에너지와 함께 복원력도 사라지면서 새로운 직업에 맞는 소질을 계발하거나 개선하지 못하고 도태하게 된다.

자연치료력과
마인드 컨트롤

필자는 인간이 가진 많은 힘 중에 인지·인식할 수

있는 힘을 '대표적인 6가지 힘'이라고 표현하고자 한다. 자연치료력은 이 대표적인 6가지 힘을 곱한 것이다. 그리고 그중에 체력을 제외한 5가지의 힘은 마인드 영역이다.

자연치료력

= 체력 × 지력(정보 활용 능력) × 소망(실천계획표) × 기발생력

× 심력 × 관계력 = 결과

사람들은 남에게는 "세상만사 마음먹기 달렸어. 다 생각하기 나름이야" 또는 유식하게 한자를 섞어 "일체유심조야(一切唯心造)"라고 쉽게 훈계를 한다. 그런데 생각을 바꾸려면, 마음먹은 대로 행하려면 어떻게 해야 하는지를 아는 사람이 몇이나 될까?

그래서 이런 말은 듣는 사람을 더 답답하게 할 뿐이니 스스로를 먼저 돌아보고 남에게 함부로 말하지 말자.

마인드 컨트롤의 중요성

내 마음이지만 마음을 컨트롤하기는 쉽지 않다. 왜냐하면 인간이 가진 힘들의 대부분이 마인드 영역이기 때문이다. '무지불각(無知佛覺)'이라는 말처럼 무지하면 마인드 컨트롤을 잘할 수가 없는 것이다. 따라서 자연치료력의 마인드 영역을 살리기 위해서는 소원을 세워 실천하

고, 일상의 오만 가지 생각 중에서 부정적인 생각을 긍정적인 생각으로 바꾸며, 자기 안의 60조 세포들과의 관계뿐 아니라 가정·사회·국가와의 관계까지 생각하는 마인드가 되어야 한다. 그래야만 과도한 스트레스를 수용할 수 있는 마인드를 가지게 된다.

그래서 마인드 컨트롤을 하기 위하여 배워야 하고, 계획을 세워서 실천을 하여야 하고, 생각과 마음도 다스려야 하고, 관계의 도리를 지키기 위하여 '예'의 예절, 예식도 어느 정도는 이해해야 한다.

의학적인 면에서 보는 종교의 기적과 간증

의학적인 면에서 종교는 마인드 컨트롤을 훈련하여 자연치료력을 길러서 질병을 예방·치료하는 곳이다. 종교는 기적을 통해 난치병이 치료된다고 말한다. 간증과 같은 신비 현상은 얼핏 비과학적이라 치부될 수 있지만 인간의 자연에너지 측면에서 보면 충분히 가능한 일이다. 인체의 관점에서 진찰·진료를 하는 현대 서양의학의 과학 수준에서는 보이지 않는 마음과 기운을 진찰할 수 있는 기계들이 아직 개발되지 않아서 인간에 대한 수수께끼를 풀지 못했을 뿐이다.

종교에서 말하는 간증과 기적 역시 일어날 가능성은 있는데 아직 원리를 파악하지 못했을 뿐이다. 당구를 예로 들면, 초보자가 당구를 칠 때 예측하지 않은 공이 맞을 때가 있다. 그러나 당구 실력이 늘수록 우연히 맞은 공이 어떤 상황에서 어떤 원리로 맞은 것이었는지 알게 되고, 점점 정확하게 맞힐 수 있게 된다. 간증과 기적도 마찬가지다. 현재는 우리가 원리를 모르기 때문에 우연이고, 기적이라 불리는 것이다.

그러나 인간에 대한 원리를 완전히 밝힐 수 있다면 간증은 과학이되고, 10번 중에 1번 맞았던 당구공을 9번 이상 맞히게 된다. 탈모 역시 처음에는 탈모 완쾌를 기적이라 여겼지만 이제는 과학이다. 치료 원리도, 방법도 있고 기술도 개발되었다. 탈모인 10명 중 9명은 발모를할 수 있고, 발모 촉진은 물론 탈모 완쾌도 이룰 수 있는 것이다.

자연에너지는
자연치료력이자 자연발모력

치료의 주체를 인체로 보는 서양의학은 약물과 면역력으로 치료한다. 치료의 주체를 인간으로 보는 동양의학은 인간의 대표적인 6가지 힘인 체력, 지력, 원력(願力), 기발생력, 심력, 관계력을 곱한 자연에너지로 치료한다.

자연에너지는 작용점에 따라 자연치료력이 되기도 하고 자연발모력이 되기도 한다. 여기서는 탈모를 치료하는 방법을 연구하므로 자연에너지를 자연발모력으로 발현하여 퇴화된 발모력을 살려내는 방법을 주로 살펴보려 한다.

자연발모력을 구성하는 6가지 힘

자연발모력의 관점에서 '맥을 본다'는 것은 현 상태의 자연발모력을 구성하는 6가지 힘인 발모체력, 발모지력, 발모원력, 발모기발생력, 발모심력, 발모관계력의 상태를 파악하고, 탈모인 스스로 그 힘들을 살려내어 퇴화된 자연발모력을 살려내도록 돕는 것이다.

자연발모력을 구성하는 6가지 힘을 앞으로 하나하나 살펴볼 것인데, 우선 간략하게 설명하면 아래와 같다.

1. **발모체력** ➡ 발모제 + 집단 치료(집단의 힘) + 발모 식품
   + 발모 도구 + 시설 등
2. **발모지력** ➡ 발모 지식 + 발모 방법 + 발모기술
3. **발모원력** ➡ 치료 기간별, 효과 반응별 치료 설계
4. **발모기발생력** ➡ 발모생각을 가지고 일상생활을 하도록 돕기
5. **발모심력** ➡ 발모열정을 가지고 일상생활을 하도록 돕기
6. **발모관계력** ➡ 자기와의 관계: 격물, 치지, 성의, 정심
   타인과 사회와의 관계: 수신, 제가, 치국, 평천하

자연발모력을 구성하는 6가지 힘

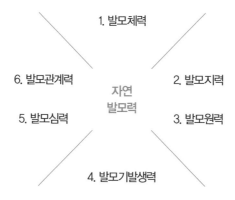

탈모인 스스로 이 힘들을 살려내어 퇴화된
자연발모력을 살려내도록 돕는다.

물리학적 소질 계발(유전자 관점)은 퇴화된 자연발모력을 살려내어 탈모기질, 성질, 체질을 발모기질, 성질, 체질로 변화시키는 것이다. 즉 소질을 계발하면 곧 발모 능력을 다시 깨울 수 있다.

작용점에 따라 자연에너지는 자연치료력도 되고 자연발모력도 된다

자연에너지의 숫자들은 1을 기점으로 하는데, 숫자가 2, 3, 5, 10으로 커지면 그만큼 자연발모력이 살아나서 발모가 촉진되고 머리카락이 난다. 반면 자연에너지가 1보다 낮은 0.9, 0.8, 0.5, 0.1로 작아지면 자연발모력이 사라지면서 탈모가 되는 것이다. 0.01이면 자연발모력은 거의 다 사라진 것이나 다름없어 대머리가 된다.

현 시대는 발모 지식이 없기 때문에 발모제를 구분하지 못하고 치료 계획도 세우지 못하고, 탈모의식의 유혹이란 것이 무엇이고 어떻게

자연에너지에 따른 치료력과 발모력

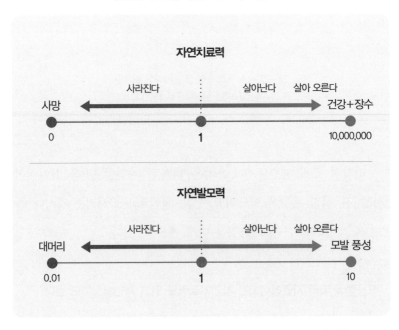

1을 기점으로 숫자가 2, 3, 5, 10으로 커질수록 자연발모력이 살아나고, 1보다 낮은 0.9, 0.8, 0.5, 0.1로 작아질수록 탈모가 된다. 0.01이면 자연발모력은 거의 사라져 대머리가 된다.

오는지 전혀 알지 못한다. 스스로 발모하고픈 충동이 생겼다가도 작심삼일에 그치는 이유도 모른다.

발모에 대한 감사함과 믿음을 가지고 발모생활을 해야 하는 이유도 모르고, 자기 안에서의 발모관계력을 제외하더라도 가족, 지인, 직장 동료들의 도움이 왜 필요한지도 모른다. 그래서 현시대에는 한 번 탈모인이 되면 영원히 완쾌가 불가한 것이다. 이것을 필자는 '탈모시대'라 부른다.

인간의 대표적인 6가지 힘은 덧셈이 아니라 곱셈으로 나타난다. 수치적으로 자연발모력을 표시해보면 다음과 같다. 현재 탈모인들의 자연발모력은 거의 0에 가깝다. 발모체력이 1이라고 하더라도 발모에 대한 정보도 없고 기술은 더더욱 없고, 치료 설계 능력이 없는 상태이기에 원력은 0.1, 발모기발생력 0.5 정도로 계산하더라도 이를 다 곱해보면 자연발모력은 0.01도 채 되지 않는다. 사라진 자연발모력을 되살리기 위해 약이나 치료자가 코치해줄 수 있는 것은 한계가 있다. 결국 탈모인 스스로가 결심하고 해결해야 한다.

발모체력 1 이상, 발모지력 1 이상, 발모원력 1 이상이 되는 것은 치료자가 코치해 도울 수 있다. 그러나 발모기발생력, 관계력은 탈모인이 코칭을 받으면서 스스로 살려내야만 한다. 그래서 모든 힘을 곱한 자연치료력이 최소한 1~2 이상이 되었을 때 퇴화된 발모력이 복구되기 시작하면서 머리카락이 나는 것이다.

자연치료력 1
─체력

        체력은 인체 또는 물체를 지니고 있는 것들이 가지는 힘으로, 사회 체력과 개인 체력으로 나눈다.

인간이 가진 체력은 나이, 체격, 체질, 혈액형, 유전 등의 체력과 사회에서 행사할 수 있는 돈, 친구, 학벌, 가정, 직장, 권력 등의 체력이 있다. 세계보건기구에서 정신적·육체적·사회적 건강을 강조했듯이 개인의 건강은 사회와 떨어질 수 없고 체력이 뒷받침될 때 건강을 유지할 수 있다.

사회가 가진 체력은 자본, 스포츠센터, 식품을 판매하는 각종 음식점, 휴식을 위한 위락시설, 질병을 예방하고 치료할 수 있는 시설, 각종 약물과 치료 기기들, 질병의 예방과 치료를 위한 사회보장제도 등을 말한다.

탈모의 경우는 발모제와 발모 전문가도 사회 체력에 해당된다. 다만 개인 의원과 종합병원은 체력에서 차이가 있을 것이다. 환자들이 종합병원을 선택하는 것은 체력이 좋은 종합병원이 치유력이 높다고 생각하기 때문이다.

종합하자면 돈과 권력은 곧 자신의 사회 체력이다. 돈과 권력이 있으면 품질 좋은 발모제, 발모를 함께할 동호인들, 자신을 도울 수 있는 가정과 지인, 코치들을 확보하여 발모생활을 도울 수가 있다.

그렇다면 탈모인이 발모체력을 기르려면 어떻게 해야 할까?

탈모인이 할 수 있는 것은 발모제를 구하여 사용하고, 발모를 응원하고 격려하는 가족, 지인, 직장 동료를 많이 확보하는 일이다. 응원하는 사람이 많을수록 발모체력이 커진다. 또한 건강을 유지하기 위해 과도한 스트레스와 피로를 줄여야 하며, 발모 동호인을 가능한 한 많이 확보하여 다 같이 발모를 관리하면서 서로 격려하고 경쟁하면 더욱 좋다.

그럼 다음 두 가지 케이스 중 누가 발모체력이 더 좋고 완쾌 확률이 높을까? 지금까지 배운 내용을 기반으로 추측해보자.

탈모인 두 명 모두 탈모 면적이 30~40%인 정수리 탈모라고 가정한다. A는 완쾌의지가 강한 65세로 탈모 면적이 40%다. 관리를 도울 비서 2명이 있고, 발모제 또는 건강에 좋은 음식을 구입할 수 있는 돈이 풍족하며 발모 행위를 응원하고 돕는 가정이 있다. B 역시 완쾌의지가 강한 35세의 총각이다. 탈모 면적이 30% 정도이며 6개월분의 발모제를 구입할 정도의 돈이 있고, 직장 생활은 하지만 홀로 자취하고 있다.

결론부터 말하자면 나이도 많고 탈모 면적도 조금 더 넓은 65세 탈모인의 발모체력이 높고 완쾌 확률도 높다. 35세의 탈모인은 개인 체력은 뛰어나더라도 사회 체력인 돈과 인력에서 65세 탈모인보다 떨어진다. 65세 탈모인은 가정과 직장에서 적극적으로 호응을 받으므로 발모체력뿐 아니라 발모지력과 원력, 발모관계력도 좋아져 완쾌 확률이 높아지게 된다.

반면 35세 탈모인은 개인 체력은 뛰어나지만 그 외의 힘들은 주변의 응원 없이 스스로 살려내야 한다. 물론 의지가 아주 강하다면 탈모의식의 방해 공작을 이겨낼 수 있겠지만 혼자서 꾸준히 하기엔 쉽지 않은 싸움이다.

자연에너지는 속성으로 좋아지게 하는 것과 반복적으로 숙달되어 좋아지게 하는 것이 있다. 이 책을 읽고 터득해 자신이 스스로 자연에너지를 좋아지게 할 수 있고, 축구와 골프처럼 코치들이 자연에너지를 좋아지게 할 수 있다. 지력을 기르도록 돕고 원력을 세워서 실천하도록 돕고 기를 발생시키는 방법과 기술을 가르칠 수 있다. 그러나 발모체력은 코칭보다는 탈모인 스스로 길러야만 한다.

탈모 코치 역시 중요한 역할을 한다. 발모 계획을 짜서 실천하도록 돕고, 발모인자와 탈모인자의 싸움에서 발모인자가 이기도록 코칭하며, 발모관계력을 넓혀서 발모를 위한 보호장과 발모를 증폭할 장을 짜도록 돕는다.

자연치료력 2
—지력

　　　　　탈모를 치료하는 기관들은 늘어나는데 탈모인이 줄기는커녕 오히려 늘고 있다. 사회에 탈모와 발모 정보가 많이 퍼져 있지만 정확한 발모 지식이 없기 때문이다. 탈모와 발모를 구분하지 못하고 발모에 도움이 되는 정보를 선택할 판단 능력이 없다.

　자연치료력의 한 축은 정보를 잘 활용할 줄 아는 지혜에 있다. 정보는 곧 지식이다. 지혜의 지(智)는 날일 자 위에 알 지(知)가 합성된 글자로서, 지식이 활용되어 자신을 이롭게 하는 것이 바로 지혜다.

　현재 인공산(양식)으로 발모는 가능하다. 이것이 서양의학에서 하는 방법이다. 그래서 탈모 치료와 발모만을 원한다면 모발이식이든 약물요법이든 선택하면 된다. 그러나 완쾌를 원한다면 서양의학을 바탕으로 한 두피관리실이나 탈모 치료 화장품으로 고치려고 시도하는 것보다는 탈모를 완쾌시킬 의사를 제대로 만나야 한다.

　그리고 전문가와 상의하여 치료를 위해 자신이 무엇을 해야하는지 파악해서 지혜롭게 자가 치료를 해야 한다. 그 후에는 완쾌할 때까지 꾸준하게 발모생활을 하는 지혜가 필요하다. 속담에 "가다가 중지하면 아니 감만 못하다"라고 했듯이, 머리카락이 나고 자라더라도 주변의 유혹에 의하여 중지하면 머리카락이 더 빠지게 된다. 이를 예방하기 위하여 탈모 완쾌 방법과 기술을 익혀야 한다.

발모지력은 발모에서 매우 중요하다. 발모지력이 있어야 원력을 세우고, 기발생력을 살리고, 심력과 관계력을 살리는 지혜가 생기기 때문이다. 따라서 충동적으로 발모를 시도하는 것보다는 신중하게 계획을 세워서 실천하는 지혜가 필요하다.

지력을 기르기 위해서는 완쾌시킬 수 있는 전문가를 만나고, 발모 방법과 기술 및 탈모 완쾌 방법과 기술을 익혀야 한다.

발모 방법과 기술(지식과 지혜)의 차이?

대부분의 사람들은 축구하는 방법을 알고 있다. 하지만 축구를 정말 잘하고 축구 기술이 좋은 사람은 많지 않다. 이처럼 방법을 알아도 기술이 없어서 치료를 못 하는 질병이 의외로 많다. 중풍 재활과 다이어트가 대표적이다. 중풍으로 몸이 부자유스러운 분들이나 살이 많이 찐 분들은 처음에는 재활요법이나 다이어트를 해서 효과를 많이 본다. 그러나 같은 방법을 반복하다가 어느 시점이 되면 관성에 의하여 더 이상 좋아지지 않고 현 상태를 유지하게 된다.

관성이 생기지 않도록 일주일 또는 한 달 단위로 운동이나 재활 방법을 바꾸어서 했다면 성과가 나타나 몸이 자유스러워졌을 것이고, 체중이 많이 줄어들었을 것이다. 재활요법과 다이어트에서 쓰는 방법들은 전문가는 물론이고 환자와 가족들도 알고 있지만 구체적인 재활요법과 다이어트 기술은 잘 모르기에 환자나 가족들 스스로 하려고 할 때 성공 확률이 떨어진다.

마찬가지로 발모 방법을 알더라도 발모 유전자가 탈모 유전자와의 싸움에서 이기는 기술과 발모력을 꾸준하게 살려내는 기술이 없거나 떨어지면 발모제도, 발모 방법도 무용지물이 된다. 발모력은 질량 곱하기 가속도다(f=ma). 따라서 속도가 일정할 때는 가속도는 1이 되어, 발모력은 현 상태를 유지한다. 발모를 시작할 때는 0(제로)였던 것이 발모를 시작하면 발모 기대감과 설렘으로 발모 속도가 50이 된다. 그러면 발모력은 50이다. 그러다가 머리카락이 나면 발모열기는 더욱 높아져서 발모 속도는 80이 된다.

그러나 발모 속도는 빨라졌는데 가속도는 오히려 줄어서 30이 되고, 발모력 역시 30으로 떨어지면 머리카락이 나는 양이 줄어든다. 그 이후에도 발모 속도를 80으로 열심히 유지했는데 가속도가 붙지 않으면 발모력이 1이 되어 현 상태를 유지하게 된다. 노력을 했는데 머리카락이 나지 않으면 점차 실망하게 되고 의욕이 떨어진다.

이때 발모기술을 가지고 있다면 사용하는 방법을 바꾸어서 발모 속도에 변화를 줄 수 있다. 발모기술에 변화를 주어 발모 속도가 50이 되면, 새로운 변화를 준 발모 속도는 0(제로)에서 시작이 되므로 가속도는 50이 되고, 발모력은 50이 되는 것이다. 이렇듯 발모 방법에 변화를 주어 발모력을 유지하는 기술이 있어야만 꾸준하게 발모를 할 수 있다.

자연치료력 3
—원력

당신은 탈모 완쾌를 얼마나 간절히 원하고 있는가?

아마추어 선수는 프로 선수와 같은 시간, 같은 노력을 기울인다 해도 현격한 실력 차이가 난다. 간절함이 부족하기 때문이다. 프로는 실력을 더욱 향상시키기 위해 무엇 하나 대충 넘어가는 법이 없으며, 대충 하다가 잘못된 습관이 들까 봐 동작 하나, 자세 하나도 수백 번씩 반복하며 정성을 다한다. 자세가 잘못되었다고 판단하면 부단히 훈련하여 교정한다.

영화 배역에 어울리는 몸을 만들기 위해 몸무게를 10kg 이상 줄이거나 찌우는 배우들도 프로다. 자신의 아름다움을 유지하기 위해 식사를 조절하는 여성들도 자신의 노력에 자긍심을 가지고 있다.

희망이 없는 사람들은 간절함을 가지기가 어렵다. 단지 현 상태를 모면하기 위한 소망은 시도하지 않는 것이 좋다. 시도 후에 곧바로 따라오는 즐거움이 없기에 포기하게 되고, 자기 변명을 늘어놓거나 남을 원망할 뿐이다. 학생들은 놀고 싶은 유혹을 느끼지만 그런 욕망을 이겨내고 내일의 목표와 희망을 위해 공부를 한다. 그러나 과정을 무시하면 조급해지고, 자신을 해치는 일도 하게 된다. 돈을 쉽게 갖고 싶은 유혹에 빠져 도둑질과 강도질을 하는 젊은이도 있다.

탈모 환자의 경우 남들은 하지 않아도 될 일을 해야 하고 치료 과정에서 훈련해야 하는 일도 있다. 빨리 낫고 싶겠지만, 치료는 누구에게나 귀찮고 짜증이 나는 일이다.

그래서 조금이라도 간편한 방법이 없을까 찾게 되고 이런 생각에 안달하게 되면서 쉽게 유혹에 빠진다.

프로 선수가 되는 것도 아니고 배우로서 배역을 맡는 것도 아니지만 탈모 환자는 그들 못지않은 절실한 치료 동기가 필요하다.

성형을 하면 며칠 후에는 도깨비 방망이를 휘두르듯 예뻐진다. 그러나 탈모는 뚝딱 되지는 않는다. 최소 3개월에서 일 년의 시간이 필요하다. 그래도 탈모로 고통받은 기간에 비하면 짧지 않은가? 그런 마음으로 하루하루 발모의지와 열정을 키우면 어느덧 3개월이 지나고 일 년이 지나 있을 것이다.

간절한 원함은 환자 스스로 만들어야 한다. 40대가 넘었다고 해도 갈수록 평균수명이 길어지는 것을 생각하면 아직 채 절반도 살지 않았고, 남은 인생을 젊고 활기차게 살아가려면 외모를 젊게 가꾸는 것이 좋다. 머리카락 차이가 외모 나이 10년을 좌우하니 말이다.

젊은 탈모인은 이미 간절함을 가지고 있으나 더욱 간절한 소망이나 동기를 만드는 것이 필요하다. 아름다운 여인, 멋진 남자를 만나기 위하여, 자신의 성취를 위하여, 희망찬 미래를 위하여 어느 정도 힘든 것을 감수하고 즐겁게 치료한다고 생각하자. 원함의 차이는 발모량을

결정한다. 간절하게 원할수록 소원이 이루어질 때 보람과 기쁨이 더욱
크고, 그것이 원동력이 된다.

원력의 중요성

발모 계획은 미래에서 현재를 이끄는 지도와 같은 역할을 하며, 목
표를 향한 밀도 있는 힘(에너지)을 발생시켜서 사용할 수 있도록 한다.
따라서 계획을 세우면 원력이 생기고 목적을 달성할 수 있는 힘(에너
지, 실천력)을 갖게 된다. 계획이 없으면 미래로 나아가는 길은 다양하
게 선택할 수 있지만 어디로 어떻게 가야 하는지, 잘 가고 있는지를
파악할 수 없어 우왕좌왕하게 된다. 그래서 현재에서 미래로 갈 때 확
정되지 않은 길로 간다고 하여 이를 '불확정성 원리'라고 한다.

그러나 일단 발모 계획을 세우면 예상 완쾌 날짜로부터 현재를 이끄
는 외길이 만들어진다. 이 길을 따라가는 것이 가장 경제적이며 최단
기간에 완쾌할 수 있는 길이다. 그래서 계획은 내일이 이끄는 미다스
의 손(Midas touch, 손대는 일마다 큰 성공을 거둬서 엄청난 재정적 이익을 내는
능력자에게 붙이는 수식어)이라고도 한다.

발모 계획은 지도와 마찬가지이기 때문에 발모를 시작하기 전 반드
시 필요하다. 그러나 발모 계획을 전문가 또는 탈모인이 스스로 짤 수
없으면 함부로 발모를 시작하면 안 된다. 섣불리 시작하면 요요현상으
로 탈모가 더 심해질 수 있기 때문이다.

① 과거에서 현재까지 온 길은 외길이다. 인연론이다.

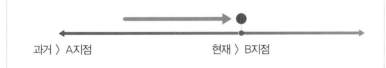

과거 〉 A지점   현재 〉 B지점

② 현재 시점에서 미래를 보면 내가 가야 할 길이
   가, 나, 다의 길뿐 아니라 다양하다. 이것이 불확정성 원리다.

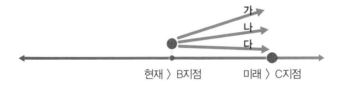

현재 〉 B지점   미래 〉 C지점

③ 미래에서 현재를 보면 내가 가야 할 길은 외길이다. 인연론이다.

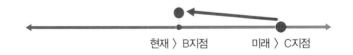

현재 〉 B지점   미래 〉 C지점

자연치료력 4
−기발생력

　　　　발모하고자 하는 것을 유전자 관점 또는 '기'의 관점
에서 보면 힘이 센 탈모 유전자(탈모의식 = 탈모기운)와 힘이 약한 발모
유전자(발모의식 = 발모기운) 간의 싸움이다.

　자연발모력의 관점에서 기발생력이란 탈모 유전자의 기운과 발모 유
전자의 기세 싸움으로, 탈모의식과 발모의식의 전쟁이다. 탈모의식은
부정적인 의식과 함께 탈모에너지의 원료인 탈모생각, 즉 탈모불안을
일으켜서 탈모 유전자들의 먹이인 탈모에너지를 만들어서 탈모 유전
자를 증식시킨다.

　발모의식은 긍정의식과 함께 발모에너시의 원료인 발모생각, 발모열
정 및 열기를 일으켜서 발모 유전자들의 먹이인 발모에너지를 만들어
서 발모 유전자를 증식시킨다.

　탈모 유전자와 발모 유전자 간의 먹이 싸움, 즉 탈모의식으로 대표
되는 부정의식과 발모의식으로 대표되는 긍정의식의 기세 싸움이 기
발생력이며, 마인드 컨트롤은 좁은 의미의 기세 싸움으로 발모의식을
일으키는 힘이 기발생력이다.

'탈모 때문에'를 '발모를 위하여'로 발상 전환하기

생각을 '…때문에'에서 '…을 위하여'로 바꾸면 기의 방향은 반대
가 되고 결과도 반대로 나타난다.

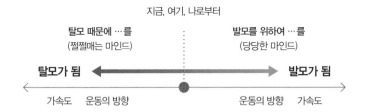

탈모를 위하여 술을 자제한 경우와 발모를 위하여 술을 자제한 경
우, 결과가 어떻게 나타날까?

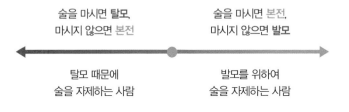

탈모 때문에 술을 자제한 경우는
관점(작용점)이 탈모다. 자제하
면 탈모가 되지 않는 것이고, 술
을 마시면 탈모가 되는 것이다.

발모를 위하여 술을 자제한 경우
는 관점(작용점)이 발모다. 자제
하면 발모가 되는 것이고, 술을
마시면 발모가 되지 않는 것이다.

기발생력 기르기

서로 대치하는 유전자 또는 의식은 하나가 살아나면 다른 하나는 사라진다. 긍정의식이 살아나면 부정의식은 사라지고, 반대의 경우도 마찬가지다. 발모의식 역시 탈모의식이 사라지면 발모의식이 살아난다. 살아날 때는 자연수인 1, 2, 3 또는 5, 10, 100배로 살아나고, 사라질 때는 소수점인 0.9, 0.7, 0.1, 0.01로 적어진다.

탈모와 발모는 자연수 1을 기준으로 기세 싸움을 하여 기의 방향(기운)을 탈모 또는 발모로 향하게 한다. 즉, 탈모와 발모는 작용점 1을 기준으로 서로 방향이 다른 것이다.

그렇다면 어떻게 생각을 바꾸어야 기의 방향을 바꾸게 될까?

자연치료력 5
—심력

심력의 바탕은 겸손, 예를 바탕으로 한 믿음과 사랑이다. 자신에 대한 믿음, 인간은 무한한 잠재력을 가지고 있다는 믿음, 이를 활성화할 수 있다는 믿음은 탈모 치료를 한층 빠르게 하는 동력이 된다.

"먹는 약과 바르는 약을 쓴 지 한 달이 지났는데 큰 효과를 보고 있어서 저 스스로도 놀라고 있습니다. 그동안 인터넷 검색으로 여러 가지 이론을 접했지만 탈모 치료를 포기하거나 모발이식이 유일한 치료 방법이라고 생각하는 사람이 대부분이었습니다. 이마 라인의 M 자 탈모 부위에 모발도 생겨나고, 그동안 가늘고 힘이 없었던 모발이 점점 굵어지고 있습니다."

필자에게 치료를 받은 탈모 환자가 믿음을 가지게 된 사연이다.

믿음은 의사에 대한 믿음, 약에 대한 믿음도 있지만, 자기 자신에 대한 믿음이 가장 크다. 정보를 활용하는 자신의 지력에 대한 믿음, 마인드 컨트롤을 정성껏 훈련하며 체득하고 있다는 신뢰에 따라서 치료 효과는 크게 달라진다.

자신감은 도전을 통하여 자신의 예측이 맞아떨어지거나 성공했을 때 높아진다. 자신감을 높이기 위하여 최선을 다하는 자세가 필요하다. 또한 자신과의 약속을 지키면 자신과의 신뢰 관계는 더욱 돈독해진다.

사랑은 주고받는 것이다. 자신에 대한 사랑, 남녀 간의 사랑, 타인에 대한 사랑, 직업에 대한 사랑, 국가에 대한 사랑, 의사 입장에서는 환자에 대한 사랑, 자연에 대한 사랑 등등. 자신을 사랑할 줄 아는 사람이 타인을 사랑할 수 있다. 의사가 치료하는 행위는 사랑의 행위이고, 탈모 환자가 자신의 탈모를 치료하기 위하여 노력한 행위 또한

탈모 치료를 한층 빠르게 하는 심력

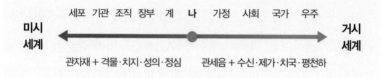

세포 기관 조직 장부 계 **나** 가정 사회 국가 우주

미시
세계

관자재 + 격물·치지·성의·정심   관세음 + 수신·제가·치국·평천하

거시
세계

자신에 대한 믿음, 인간은 무한한 잠재력을 가지고 있다는 믿음,
이를 활성화할 수 있다는 믿음은 탈모 치료를 한층 빠르게 한다.

사랑의 행위이다. 밥 먹는 것, 잠자는 것, 휴식을 취하는 것, 운동하는 것 또한 자기 사랑의 행위이며, 이를 위하여 격려, 위로, 응원, 칭찬, 동의 같은 수단이 동원된다. 의사가 건강하지 않으면 환자를 치료할 수 없기에 의사가 자신을 사랑하는 행위 또한 환자를 사랑하는 행위가 된다.

발모자가 탈모로 고생하는 분들에게 자신의 치료담을 얘기하며 치료할 수 있는 기회를 알려주는 것도 사랑의 행위다.

자연치료력 6
―관계력

자연발모력을 살리는 기술 중에 가장 중요한 것은 발모환경을 만드는 것이다.

탈모인들이 자신의 노력으로 탈모환경을 발모환경으로 만들었다고 하더라도 탈모인의 주변 즉 가족, 지인, 동료들이 자신의 발모생활을 도울 수 있는 환경으로 만들기는 어렵다.

인간은 사회적 동물로 특히 자신의 주변 사람들의 영향을 매우 크게 받는다. 다이어트를 하고 있는 사람의 옆에서 음식을 먹고 맛있는 식당 이야기를 하고 있다면 음식 유혹을 이기기가 어렵다.

마찬가지로 발모를 하는데 가족, 지인, 동료들의 협조를 받는 것은 완쾌할 확률을 높이기 위한 가장 중요한 기술이다. '칭찬은 고래를 춤추게 한다'는 말이 있듯이 탈모인들이 가장 듣고 싶은 말은 "어! 머리 많이 났네"일 것이다. "조금만 더 노력하면 머리카락이 풍성해질 것 같아", "역시 우리 남편은 한다면 하는 사람이네" 같은 말을 듣는다면, 신이 나서 더욱 발모가 촉진되어 치료기간도 단축될 수 있는 것이다. 하지만 주위에서 알아서 이렇게 반응해주기를 기다리면 안 된다. 주변 사람들이 나에게 위로와 격려를 해줄 수 있도록 만드는 것도 기술이다.

관계력으로 발모환경 만들기

현재는 탈모시대

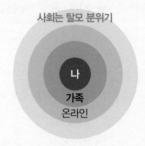

사회는 탈모 분위기

나

가족

온라인

온라인: 탈모 분위기
가족이나 주변: 탈모환경
탈모인: 탈모환경

보호장 필요

지인이나 가족의 도움을 받지 못하는 경우는 탈모 면적 20% 이내만 완쾌 가능

발모기술은 피드백, 즉 관계력의 범위와 양이 점수 기준이다. 피드백 (관계력)의 범위가 넓고 크면 그만큼 보호받으며 발모생활을 할 수 있 다. 피드백을 넓게 하기 위해 필요한 것이 모바일과 SNS, 커뮤니티를 활용하여 온라인 발모환경을 만드는 것이다. 탈모 면적이 적은 사람 (20% 이내)은 발모기술이 부족해 주위 사람을 발모환경으로 만들지

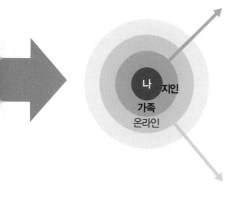

가족과 지인의 도움을 받는 발모환경
오프라인 = 발모 피드백
(면적 60% 이내 완쾌 가능)

1) 당연히 가족이 도울 것이라는 생각 버리기
2) 먼저 도움을 주기(청소, 빨래,
    어깨 주물러주기 등)
3) 도와준 것을 감사하게 생각하기
4) 대가를 지불하기(돈, 시간, 몸)
    → 머리카락도 나고 가정도 화목하고
    대인관계도 좋아짐

모든 사람과 공유하는 발모환경
온라인 = 발모 피드백
    (면적 60% 이상 완쾌 가능)
중도 포기 유혹이 사라짐

못하더라도 스스로 조성한 발모환경으로도 완쾌가 가능하다. 그러나 탈모 면적이 넓을수록 주위 사람들을 발모환경으로 만들거나 온라인으로 강력한 발모환경을 조성해야 자연발모력이 크게 살아나면서 완쾌가 가능하다.

자연발모력
살려내는 방법

탈모인은 자연발모력이 1 이하 0.9, 0.5 등의 소수점인 분들이다. 탈모 면적이 넓을수록 발모력은 사라지는데, 대머리인 경우 발모력이 0.01 정도로 거의 퇴화되었다.

자연발모력이 1 이상 될 때 발모력이 살아나고, 10 이상 되면 발모력이 살아 오르면서 탈모 면적이 사라진다. 인간이 가진 대표적인 6가지 힘을 곱한 것이 자연발모력이라는 가설에 따라서 이 힘 중 하나라도 0이면 자연발모력은 0이 된다.

발모 전문가가 코치해주지 않으면 발모체력은 0이 되고, 발모 지식이 없어서 0이 되면 자연발모력은 0이 된다. 퇴화된 탈모 부위에서 머리카락이 나거나 자라지 않는 것이다. 물론 화학적인 방법으로 일시적으로 머리카락이 날 수 있지만, 이때의 발모체력이 0 또는 0.01 이하라면 건강한 발모체라고 할 수 없다.

발모 전문가는 발모체력을 높여줄 뿐 아니라 발모지력과 원력, 기발생력과 관계력을 1 이상으로 높이는 데 일조한다. 그러나 발모 지식과 기술이 없는 전문가는 탈모인의 힘을 끌어올리는 데 도움을 주지 못한다. 발모체력을 1 이상으로 끌어올리는 뛰어난 효능의 발모제가 있더라도 발모 지식이 없으면 소용이 없다.

발모체력이 1 이상인 발모제와 발모 전문가가 있고 전문가의 지도를 잘 따를 때 발모체력을 비롯한 지력, 원력, 기발생력, 관계력이 1 이상 될 수 있다.

수치로 보는 자연발모력

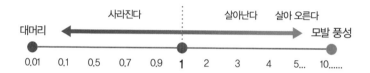

자연발모력이 1 이하 0.9, 0.5 등의 소수점이면 탈모인이며, 1 이상일수록 모발이 풍성해진다.

자연에는 발모력이 있는 천연 재료가 매우 많다. 그러나 1 이상의 발모력을 가진 천연 재료는 찾기 어렵다. 현재 서양의학으로는 일시적으로 머리카락이 나게 하거나 심을 수 있지만 탈모를 완쾌시킬 수 있는 발모 지식은 없다.

그래서 서양의학에 의존하는 탈모인들은 어떤 발모제가 좋은지 구분하지 못하고, 발모하는 방법이나 기술도 알지 못한다. 그래서 그들에게 탈모는 불치인 것이다.

필자는 발모 정보뿐 아니라 기술을 터득하는 데 도움을 주기 위해 이 책을 썼다. 여기서 탈모 면적에 따른 예상 치료기간을 미리 알려주는 것은 원력을 끌어올리기 위함이다. 발모지력이 없으면 발모 계획을 세우지 못하고 발모원력도 '사라지는 수'인 소수점 0.9 이하가 된다. 서양의학에서 프로페시아를 꾸준히 복용하라고 하는 것은 발모원력이 0.9 이하라는 의미다.

모발이식으로 일 년 이내 완착률이 80% 이상이 되는 경우 발모원력이 1 이하다. 발모원력은 탈모 완쾌기간 내에 발모하기 위한 구체적인 행동과 단계별 목표 설정이 되어 있을 때에만 원력지수 '살아나는 자연수'인 1 이상이 된다.

자연발모력 중에서 탈모인들이 스스로 기술을 터득해야 하는 것은 기발생력이다. 기발생력은 상대적인 두 개의 기운 중에서 자신에게 유리한 기운을 끌어올리는 것이기 때문이다. 발모기운과 탈모기운의 싸움에서 발모기운이 이기도록 하는 힘이고, 이 힘을 터득하면 인간은 우성 유전자가 이기게 해서 노화와 각종 성인병을 예방하고 치료할 수 있다.

또한 모바일과 인터넷의 발달로 인해 발모관계력은 1 이상 10까지는 누구나 끌어올릴 수 있게 되었다. 누구나 조금만 발모 지식을 알게 되면 오프라인은 물론 온라인에서도 지식을 나누면서 동료를 만들 수 있다. 그렇게 하면 자연발모력은 '살아나는 자연수'인 1 이상이 되고 10 이상 살아 오르면 예상 기간 이내에 완쾌도 가능하다.

현재의 탈모인들은 발모제가 없고, 발모 지식이 없고, 발모원력도 세우지 못하고, 발모관계력이나 기발생력이 자신에게 있는 줄도 모르기에 자연발모력은 '사라지는 수'인 소수점 0.9 이하이다. 하지만 각각의 힘을 키우게 되면 자연발모력은 각각의 힘을 곱한 만큼 증가되어 이 힘으로 발모력이 살아 오를 것이다.

III

일상에서
발모기술
실행하기

실제로 적용할 수 있는 발모기술과 방법을
배우고, 탈모 유형별, 면적별 응용법을 익힌다.

08

실전
발모기술과 방법

4가지
발모 방법

인체는 두뇌를 활성화하여 발모에너지량을 늘리고, 두뇌 과열을 줄여서 탈모에너지량을 줄이는 방법으로 발모가 되게 한다. 그래서 정상적인 상황에서는 머리카락이 계속해서 나고 자라고 빠지면서도 풍성한 상태를 유지한다. 그러나 두피가 탈모환경이 되어 발모력이 퇴화되면 자체적으로는 머리카락이 나지 않는다. 그 상황에 가속도가 붙으면 탈모인이 된다.

머리카락이 나도록 하기 위해서는 먼저 탈모 부위의 환경을 발모에 적합한 환경으로 바꾸는 작업을 해야 하는데, 이때 도움이 되는 것이 '발모제'다. 그렇다고 발모제가 모든 것을 해결해주는 것은 아니다. 발모제를 사용해 일단 환경을 바꿔주면 탈모인 스스로 발모열정으로 두뇌를 활성화하고 발모에너지를 높여서 퇴화된 발모력을 살려내야 한다.

발모 방법은 여러 가지가 있지만 현재까지 발견한 것은 4가지다.

첫째, 탈모환경을 발모환경으로 만들어주는 발모 세트, 둘째, 발모에너지를 높이고 탈모에너지를 낮춰주는 도구들, 셋째, 모든 생활을 발모에 집중하는 발모생활, 넷째, 주위 환경을 발모환경으로 만드는 방법이다. 여기에 효율성을 더 높이고 싶다면 발모에너지량을 최대한 크게 늘리고 탈모에너지량은 최대한 적게 만드는 발모의 기술이 필요하다. 이 기술은 인간 내부의 물리적인 에너지를 끌어낸다. 따라서 기술이 좋을수록 발모에너지를 높여 발모 시간이 늘어나게 된다.

발모캡을 쓰고 발모 세트를 사용하는 시간은 하루 중 총 5분도 되지 않는다. 이렇게 짧은 시간으로도 큰 효과를 볼 수 있는 것은 하루 종일 의식적으로 지속하는 발모의식과 발모생활 때문이다. 음식을 먹을 때 감사하게 먹으면 더욱 좋듯이 발모가 될 것이라고 믿고 먹으면 그것이 바로 '발모식'이 된다. 발모에 집중하면서 발모가 잘되도록 생활하면 발모생활이다. 발모를 위해 특별히 따로 시간이나 노력이 더 필요한 것이 아니다. 발모캡과 발모 세트를 정성스럽게 사용하면 나의 내부에 있는 자연에너지가 머리카락을 나게 해주는 것이다.

발모를
촉진하는 기술

　　　머리카락이 나기 시작하더라도 탈모가 완쾌할 때까지는 자신과의 싸움을 계속해야 한다. 그래서 발모는 쉽지만 탈모 완쾌는 쉽지 않다. 머리카락이 나게 하는 방법과 기술도 중요하지만 진짜 중요한 것은 탈모 완쾌의 방법과 기술이라 할 수 있다.

　토끼와 거북이 이야기는 다들 알고 있을 것이다. 토끼와 거북이의 시합처럼 발모기술이 발달한 사람이 먼저 발모가 되지만 탈모 완쾌는 완쾌 기술이 발달한 사람의 성공 확률이 높다. 완쾌 기술은 탈모 완쾌는 물론이고 발모를 촉진하는 기술이기도 하기 때문이다.

발모 세트의 사용 기술

　'발모제도 생명체이기에 기운, 즉 의식을 가지고 탈모인과 파동을 맞춘다'는 것이 필자의 생각이다. 우리도 나를 사랑하고 나를 알아주고 능력을 발휘하도록 돕는 사람에게 신뢰와 충성을 보내듯이 발모제

발모 세트의 사용 기술

발모 방법
(발모 세트 + 도구 사용)

각종 발모 세트,
복용하는 발모제,
바르는 발모제,
모발 영양제 등
사용 기술

정수리용

발모캡

발모음악

기타 발모 도구
사용 기술

이마용

탈모 완쾌 방법
(광팬 되기 + 보호장 만들기)

발모 광팬 되기

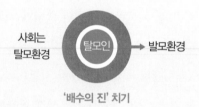

사회는
탈모환경   탈모인 → 발모환경

'배수의 진' 치기

발모 중심의 생활을 하다 보면 자연스럽게 발모를 이야기하고 발모를 꿈꾸고 노래한다.
모든 생활이 발모를 위한 것이 되면서 발모에너지로 이어진다.

역시 자기를 아끼며 사용하는 사람, 효과를 입증해주는 탈모인에게
더 높은 파동력을 낸다. 발모제를 사용할 때 이 파동요법을 기억하고
마음과 정성을 다하면 더욱 효과가 좋다.

그렇다면 발모제를 어떻게 사용하는 것이 좋을까?

먼저 두피에 바르는 발모제는 입자형으로 초등 기술이 필요하다. 탈모 부위의 두피에 얇게 바르고, 가능하면 수시로 덧바른다. 이때 머리가 풍성한 부위에는 발모제가 흡수되지 않도록 주의한다. 중등 기술에 이르면 파동력을 이용하여 더욱 정성스럽게 사용한다. 발모제와 주파수를 맞추고 귀하게 여기며 사용한다. 머리카락이 나기 시작하는 단계에서는 발모제와 상호 작용하는 고등 기술을 사용할 수 있다. 초등에서 중등, 고등 기술로 갈수록 열정을 가지고 발모제를 사용할 때 더욱 좋은 효과가 난다.

발모생활

발모제를 두피에 바르고 발모를 끊임없이 생각하면서 밥 먹고 운동하고 휴식하고 잠을 자는 것이 바로 발모생활이다. 발모제를 사용하지 않으면 발모생활이 아니며, 발모제를 사용하더라도 발모에 대해 생각하지 않으면 발모생활이 아니다.

발모를 생각하고 먹는 음식은 대부분 발모 음식이다. 발모에 좋은 특별한 식품이 따로 있는 것은 아니다. 아무리 발모에 좋다고 알려진 식품이더라도 발모생각을 하지 않고 그냥 먹는다면 발모 음식으로 작용하지 못한다.

머리카락의 주원료는 단백질이다. 탈모에 좋다며 단백질 식품을 섭취하더라도 이 영양소는 모발이 풍성한 부위에서 작용할 뿐, 탈모된 부위에서 머리카락이 나도록 하지는 않는다. 단백질은 세포뿐 아니라 피와 근육과 호르몬의 원료가 되므로 사용자의 의도에 따라 용도가 달라질 수 있기 때문이다. 검은콩, 검은깨뿐 아니라 대부분의 음식은 발모에너지와 원료가 될 수 있다. 다만 섭취한 음식이 발모 음식이 되게끔 주파수를 맞추는 것은 온전히 사용자의 몫이다.

발모 중심의 생활을 하다 보면 자연스럽게 발모를 이야기하고 발모를 꿈꾸고 노래하게 된다. 그래서 모든 생활이 발모를 위한 것이 되며 발모에너지로 이어진다.

발모 광팬

이렇게 모든 생각과 행동이 발모를 위한 것이 될 때 필자는 이것을 '발모 광팬이 되었다'고 표현한다. 발모를 이야기하고 노래함으로써 강력한 자기암시를 건 상태다.

온통 발모에 집중한 생활을 하면서 발모 방법과 기술을 익히고 주위에도 알려주는 사람이 발모 광팬인데, 우리의 선입견과는 달리 발모가 생각보다 쉬우며 발모까지 이르는 기간도 짧다는 것을 실제로 보여주는 산증인이 된다. 가족, 지인, 직장 동료에게 머리카락이 나는 것을 보여주면서 피드백을 받고, 온라인과 커뮤니티를 통해 더 많은 사람에게 알리고 전파하고 피드백을 받으면 더욱 큰 발모에너지를 갖게 된다.

발모 가이드와
발모기술

　　　　탈모 때문에 쩔쩔매는 환경에서 살아간다면 아무리 좋은 발모제를 사용하더라도 머리카락이 나기 어렵다. 그러나 발모를 강하게 원하면서 당당하게 생활하면 발모력이 살아나면서 발모도 되고 탈모 완쾌도 된다. 수학을 잘하는 사람은 수학이 즐겁고 재미있다. 발모도 즐겁게 하면 실력도 늘고 기간도 단축되며 성공이 보장된다.

　발모기술과 방법을 배우면 처음에는 즐겁게 하다가도 어느 순간 즐겁지가 않다. 발모에만 집중하며 생활하는 것이 쉽지 않고 의무에 가깝기 때문이다. 따라서 발모의 당위성을 찾기보다는 발모하는 것이 좋고 즐거운 이유를 발견하는 것이 완쾌의 지름길이다. 짧게는 4~6개월, 길게는 1~2년 동안 즐거운 마음으로 발모에 자신의 시간과 에너지와 돈을 투자할 수 있는 것도 결국은 완쾌의 즐거움이 기다리기 때문이다.

발모 가이드의 역할

　탈모인은 탈모를 못난 질환이라 생각하고 부끄러워한다. 그래서 당당하게 자신을 드러내기 싫어한다. 이것은 매우 잘못된 생각이다. 앞에서도 말했지만 탈모는 고마운 질환이다. 탈모로 인해 다른 심각한 질병, 성인병이나 노화를 막을 수 있었기 때문이다. 탈모가 되었다는 것은 질병 방어 시스템이 잘 발달한 사람이라는 의미이기도 하다. 그리고 탈모인의 방어 시스템을 복원하는 것은 성인병에 비해 매우 쉽다. 이렇듯 탈모에 대한 인식을 바꾸고 발모를 제대로 알면 발모 가이드를 할 수 있다.

발모 가이드란 일종의 발모 광팬을 말한다. 하루 종일 축구나 야구 얘기를 하는 마니아처럼 하루 종일 발모에 대해 얘기하고 전파하는 사람이다. 발모 광팬이 되는 것이야말로 최고의 발모기술이다. 어떤 것을 배울 때 가르치는 사람이 더 많은 것을 얻고 실력도 월등히 좋아진다.

이처럼 발모에 대해 이야기하고 주변의 탈모인들을 상담해주고 자신이 터득한 발모기술을 가르치고 전파하면 자신의 발모기술이 어느 정도인지 알게 된다. 자신이 발모 방법과 기술을 잘 알고 있는지, 효과가 좋은 기술인지를 알 수 있다. 동병상련인 탈모인뿐 아니라 가족, 동료, 지인에게도 발모를 이야기하고 발모를 하면 무엇이 좋아지는지를 예찬하다 보면 인위적으로 발모열정을 더욱 끌어올리게 된다.

가이드는 상대방의 호응과 피드백을 받을 수 있을 때 기술이 좋아진다. 주변 사람이나 탈모인에게 발모 가이드를 할 때 '발모를 가이드' 할 수도 있고 '자신을 가이드'할 수도 있다. 대부분의 사람은 이 두 가지가 같다고 착각한다. 그래서 대부분 발모를 가이드해야 하는데 자신을 가이드하곤 한다. 그러다 보니 발모가 아닌 자신을 자랑하고 내세운다. 자신을 앞세우면 자신이 얼마나 힘들게 발모하고 있고 그래서 이만큼 좋아졌다고 과장하게 된다. 이렇게 자꾸 이야기하다 보면 자신이 정말로 힘들게 발모하게 되었다고 착각하게 된다. 이런 생각은 탈모의식의 먹이가 된다.

발모 가이드의 기본은 발모가 얼마나 쉬운가를 이야기하고 타인에게 가이드하는 것이지만, 궁극적으로는 발모 가이드를 통해 자기 자신을 세뇌하여 탈모의식이 살아나지 못하도록 하기 위함이다. 발모가 얼마나 쉬운지, 발모하면 무엇이 좋아지는지를 수시로 말함으로써 자연스럽게 발모 가이드를 할 수 있도록 해야 한다.

발모 가이드와 기술

탈모의 가장 큰 단점이자 장점은 눈으로 결과를 볼 수 있다는 것이다. 머리카락이 빠지는 것도, 새롭게 나는 것도 자기 자신은 물론 남에게도 바로 보인다. 그래서 탈모인은 '살아 있는 광고판'이다.

그러나 눈으로 보여주는 데에도 기술이 필요하다. 첫째는 자기 자신에게 발모를 이야기하며 스스로 격려하는 가이드 기술, 둘째는 주위에 머리카락이 나는 것을 보여주고 자랑하며 위로와 격려를 받는 가이드 기술이다.

지인이나 가족에게 발모를 자랑하려면 우선 유도심문하듯 질문하는 기술이 필요하다. 질문을 잘해야 원하는 답을 얻을 수 있기 때문이다. 예를 들어 "나 머리 어때? 머리 많이 났지?"라고 물으면 대부분 "잘 모르겠는데…"라고 대답할 확률이 높다. 그러면 기분이 나빠지고 발모 의욕도 떨어지게 된다. 그러니 질문을 바꿔야 한다. "요즘 머리가 많이 났거든! 네가 보기에는 얼마나 나아진 것 같아?"라고 묻는다면 대부분의 사람이 긍정적으로 답해주게 된다. 당연히 기분도 좋아지고 발모 하는 것에 보람도 느끼게 된다.

또 하나의 질문 요령은 탈모 시절의 사진을 가지고 다니는 것이다. 사진을 보여주면서 "이때와 비교해서 지금 머리가 많이 났지?"라고 묻는 것도 기술이다. 탈모인은 머리카락이 난 것을 사진을 통해 증명하고 발모기술도 이야기하면서 자랑하고 보람을 느낄 수 있다.

온라인으로 피드백을 받는 것도 기술이 필요하다. 온라인 커뮤니티나 SNS를 통해서도 과거와 현재의 사진을 함께 올려서 현재 모습에 대해 긍정적인 피드백을 받고, 발모 방법과 기술을 전파할 수 있다. 탈모인이 많은 곳이라면 큰 보람과 자긍심을 느낄 수 있어 발모에너지도 더 커질 것이다.

발모기술과 발모동기

발모와 탈모 완쾌가 되면 좋아지는 것들이 무엇일지 구체적으로 상상하고 매일 그 이미지를 그린다. 이를 통해 자연적인 심쿵(발모열정)이 생기면서 발모열정과 신바람을 유지할 수 있다. 다음은 발모동기를 강하게 유지하는 과정과 단계를 소개하였다.

발모동기를 강하게 유지하는 과정과 단계

① 발모하는 과정을 주위 사람들과 공유함으로써 대인관계가 원만해짐

② 외모 개선으로 자신감을 회복하고 자신의 값어치 상승을 느낌

③ 자녀에게 탈모불안증을 물려주지 않는 훌륭한 부모라는 자신감 회복

④ 자긍심을 느낌. '한번 탈모는 영원한 탈모'라는 선입견을 벗어난 지혜로운 사람이라는 증거

⑤ 자신은 '한다면 하는 사람'이라는 자긍심과 의지의 한국인임을 느낌

⑥ 자기관리 능력이 뛰어난 사람이라는 자긍심

⑦ 과도한 스트레스로부터 노화와 성인병, 의식 교란 방어 도구를 회복시킴

발모기술과 발모감사 10조항

① 탈모가 된 것에 감사한다.

② 내 몸이 스트레스에 대한 방어력이 뛰어난 진화된 몸인 것에
감사한다.

③ 가정을 더욱 화목하게 만들 기회가 생긴 것에 감사한다.

④ 발모와 탈모 완쾌의 기회를 가진 것에 감사한다.

⑤ 탈모와 발모의 유전자 싸움에서 이길 수 있는 발모기술을
배우는 것에 감사한다.

⑥ 발모가 되고 있는 것에 감사한다.

⑦ 의식 간의 싸움 기술을 배울 수 있는 것에 감사한다.

⑧ 머리카락이 나는 것을 주위에 이야기할 수 있는 것에 감사한다.

⑨ 발모 방법과 기술을 모든 사람에게 이야기할 수 있는 것에
감사한다.

⑩ 10만분의 1의 확률을 이기고 완쾌된 사람이 된 것에 감사한다.

위의 감사 조항 외에도 발모하면 좋은 이유, 완쾌되면 좋은 이유 등

을 가능한 한 많이 생각해서 정리해보자. 또한 이것을 녹음해서 시간
이 날 때마다 듣자. 그때마다 나의 자아가 각성하고 발모의식에게 꾸
준하게 에너지를 공급할 것이다. 이것을 짧으면 2~3개월, 길게는
7~8개월 정도 지속하면 발모는 물론이고 탈모 완쾌까지 이를 수 있다.

발모 마사지와
다양한 발모 도구

발모 마사지는 퇴화된 발모기운을 살리기 위한 스킨
십이다. 가족이나 가까운 사람 중에 마사지를 해줄 사람이 없다면 마
사지를 받지 않아도 된다. 가족이나 지인에게 도움을 청하는 것이므로
먼저 발모생활을 응원하고 격려하는 환경을 조성하는 것이 중요하다.

발모 마사지 기술

발모 마사지 기술도 초등, 중등, 고등, 프로 등으로 나눌 수 있다. 처
음에는 퇴화된 탈모 부위만 마사지를 받는다. 모발이 많은 부위도 함
께 자극하면 그 부위의 모발도 잘 자란다. 중등·고등 기술로 가면 마
사지를 해주는 사람은 전적으로 발모를 응원하는 마음을 갖고 있어

야 한다. 마사지를 하는 사람은 마사지 받는 사람의 발모력이 살아나기를 바라는 마음을 담아서 해주고, 마사지 받는 사람은 귀한 시간을 내준 것에 감사하면서 두피와 모근이 살아나는 생각과 기분을 생생하게 그리면서 마사지를 받는다. 이 과정에서 가정이 더욱 화목해질 수 있다.

자신이 직접 마사지를 해야 할 경우에는 도구를 사용하는 것이 좋다. 칫솔이나 브러시를 준비한다. 브러시로 두피를 마사지하면서 두피와 모발을 원망한 것을 사과하고, 노화와 성인병을 막아준 두피와 모발에 감사하고, 앞으로 두피와 모발을 소중히 여기고 잘하겠다는 포부를 밝힌다.

발모 도구

필자는 그동안 만난 많은 탈모인과 함께 다양한 발모 도구를 개발했다. 가장 먼저 개발한 것은 발모캡이고 그 후로 발모음악, 발모테이프, 온라인 커뮤니티, 모바일 등을 개발했다.

발모캡은 비닐하우스 원리를 활용한 것이다. 자세한 사용법은 다음 페이지에서 소개할 것이다.

발모음악은 식물에게 좋은 음악을 들려주면 잘 자라는 것을 활용했다. 발모음악을 들으면 발모에 대한 긍정적인 마인드와 발모열정이 살아나고 계속 타오를 수 있다.

다양한 발모 도구

발모테이프

발모음악

모바일
동호회 단톡방

발모 블로그
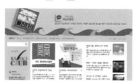

발모 카페
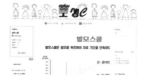

필자가 개발한 발모 도구는 비닐하우스 원리를 활용한 '발모캡'부터
머리에게 좋은 음악을 들려주는 '발모음악', 그룹으로 모여서 발모를 이야기하는
과정에서 발모열정을 낼 수 있는 '온라인 커뮤니티' 등 다양하다.

온라인 커뮤니티는 그룹으로 모여서 함께 발모를 노래하고 이야기
하는 과정에서 발모열정을 낼 수 있기 때문에 중요하다.

모바일은 휴대전화를 말한다. 언제 어디서든 가지고 다니는 휴대전
화를 활용해 여러 가지 발모기술을 수시로 사용할 수 있다.

그런데 발모테이프나 모바일이 왜 훌륭한 발모 도구인지 선뜻 생각

나지 않을 것이다. 필자의 경험에 따르면 모바일을 잘 활용한 경우 탈모 면적 70% 이상의 탈모가 엄청 심각한 분도 완쾌 확률이 50% 이상 높아졌고, 탈모 완쾌 면적을 2~3배 이상 높일 수 있었다.

발모캡(보호와 증폭 장치)

계절의 영향을 받지 않고 농사를 짓기 위해 만든 비닐하우스와 같은 원리로 만든 것이다. 머리 농사를 짓기 위한 비닐하우스라고 생각하면 된다. 발모캡은 외부 환경으로부터 모발을 보호하고 잘 자라는

발모캡의 개발 원리

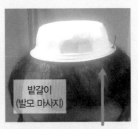

계절의 영향을 받지 않고 농사를 짓기 위해 만든 비닐하우스와
같은 원리로 만든 발모캡은 머리 농사를 짓기 위한 비닐하우스다.

환경을 만들어주고, 발모에너지를 증폭하여 공급하는 역할을 한다.

　사막에 비닐하우스를 설치하더라도 바로 옥토가 되어 식물이 자라는 것은 아니듯이 머리 농사 역시 발모캡을 쓴다고 바로 발모력이 복원되는 것은 아니다. 발모기질과 사고방식으로 바꾸어서 머리카락이 잘 나도록 환경을 조성하고 옥토로 만들어야 발모캡이 보호와 증폭 장치의 역할을 잘할 수 있다.

발모캡의 변천사

정수리 탈모용 발모캡

이마 탈모용 발모캡　　　　　　복합 탈모용 발모캡

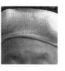

발모캡은 탈모 면적보다 약간 크게 하여 탈모 부위에 사용한다.
초등 기술은 입자형이며 중등과 고등 기술은 파동형이다.

발모캡은 여러 모양으로 변화해왔다. 실제 적용하고 더욱 효과가 좋은 모양과 방식으로 바꾸었으며 이것이 곧 발모기술의 변천사다.

발모캡 역시 초등, 중등, 고등 기술에 따라 사용하는 것이 다르다. 초등 기술은 입자형이며 탈모 면적보다 약간 크게 만들어 탈모 부위에 사용한다. 중등과 고등 기술은 파동형인데 발모캡의 디자인을 보다 세련되게 하여 정성스럽게 사용해야 한다. 또한 머리카락이 나고 자라는 것을 확인했을 때 발모캡과 서로 소통하면서 정성스럽게 사용한다.

발모캡을 쓰고 있는 시간이 많을수록 발모 시간이 늘어난다. 잠잘 때만 발모캡을 쓰는 사람과 발모모자를 만들어서 하루 20시간 머리 농사를 짓는 사람 중 누가 더 효과가 빨리 나타나겠는가? 탈모 면적

발모모자의 활용

발모모자 내부 구조　　　　　발모모자 사용 모습

탈모 면적이 70% 이상인 탈모인들은 발모모자를 쓰고
하루 24시간 발모생활을 하도록 코치한다.

이 70% 이상인 탈모인들은 발모모자를 쓰고 하루 24시간 발모생활을 하도록 코치한다. 탈모 면적 20% 이하는 아예 발모캡을 쓰지 않아도 탈모 완쾌가 가능하다.

발모캡을 쓰고 발모 세트를 사용하는 시간은 5분도 걸리지 않는다. 이 짧은 시간에도 적은 노력으로 큰 효과를 볼 수가 있는 것이다. 음식을 먹을 때 감사하게 먹으면 감사식이고, 체질에 맞추어 식사하면 체질식이듯이, 발모가 될 것이라고 먹으면 발모 음식이다. 발모열정을 가지는 것은 어떤 행위를 할 때 발모생각만 실어주면 되는 것이기에 특별히 시간이 필요한 것은 아니다.

발모캡을 쓸 때에 발모캡에 대하여 감사하게 생각하고 발모 세트를 사용할 때 발모 세트에 대하여 감사하게 생각하면 된다. 발모는 오래하는 것이 아니라 경제적으로 하는 것이다. 발모는 내가 하는 것이 아니라 자연이 해주는 것이다.

발모기술은 발모열(발모에너지)을 늘리고 탈모열(탈모에너지)를 줄이는 것이다. 발모열은 발모생각으로 두뇌가 활성화되면서 발생하는 열이다. 탈모열은 과도한 스트레스와 피로에 의하여 두피에 발생하는 열과, 발모불신과 발모불안 초조에 의하여 발생하는 열이다. 두뇌에서 발생하는 발모열은 단순히 발모를 생각하는 것보다 인위적으로 발모열정과 발모흥과 발모신바람이 날 때 더 높아진다. 두피에서 나는 발모열은 두뇌에서 발생하는 자연적인 열과 발모캡을 쓰면서 발생하는 인위적인 열이다.

모바일

발모하는 방법이 아무리 단순하다고 해도 2~3개월 지속하다 보면 여러 유혹에 의해 게으름을 피우게 되고 관리를 지속하는 것이 귀찮아진다. 이런 문제를 해결할 수 있는 것이 바로 모바일과 온라인 커뮤니티의 존재다.

모바일과 온라인 커뮤니티를 활용하면 시간과 공간의 제약 없이 다양한 연령대와 사회적 위치의 사람들과 많이 접촉할 수 있다. 또한 탈모의식의 방해를 받더라도 온라인 소통을 통해 다시 열정을 살릴 수 있다. 함께 발모열정을 불태우고 발모에 대해 이야기하게 되면 발모할 수 있는 시간과 발모량이 늘어나 탈모 완쾌 확률이 높아진다.

모바일과 온라인 커뮤니티가 중요한 발모 도구인 것은 발모 원리 때문이다. 발모생각을 하면 머리카락이 난다. 열정이 높을수록 열정을 가진 시간이 많을수록 발모에너지가 많아진다. 요즘 사람들은 휴대전화를 언제나 가지고 다니므로 아침부터 저녁까지, 장소의 구애를 받지 않고 언제 어디서든 발모생각과 열정을 높이고 발모시간도 늘릴 수 있는 기회가 많다. 전화나 카톡의 신호음을 발모음악으로 설정할 수 있고, 한 시간마다 발모알람을 만든다면 한 시간에 일 분씩이라도 발모를 할 수 있다. 또한 모바일로 온라인 커뮤니티를 방문하거나 동료들이 모인 카톡방에 들어가면 발모를 노래하고 이야기하며 발모에너지를 높일 수 있다. 비대면으로 관리와 치료를 받을 수도 있다.

09

응용 1
탈모 완쾌의 기술

탈모 완쾌의
지름길이 있다

탈모 완쾌의 최고 기술은 바로 탈모 자부심과 완쾌 자긍심을 가지는 것이다. 탈모에 대해 자부심을 갖다니, 과연 이게 가능한 소리일까? 의구심부터 갖는 사람도 많을 것이다.

운동, 뮤지컬, 다이어트, 발모의 공통점은 무엇일까? 열정이 있을 때는 열심히 하여 실력이 늘고 목표를 달성하지만, 열정이 사라지면 기계적으로 대충대충 하다가 대부분 중도에 포기하는 것이다.

인간은 잘나고 싶고, 잘난 체하고 싶어 한다. 이 발상을 전환하면 광팬이 되는 것이 매우 쉬움을 알 수 있다. 스포츠 중 골프를 치는 사람들은 잘나고 싶은 의식이 강하여 혼자서도 광팬이 된다. 축구와 야구는 여러 사람이 모여야만 그중에서 유난스러운 광팬이 생긴다. 탈모는 잘난 사람들의 상징인데, 왜곡된 정보에 의해 못난 사람들의 상징이 되었다.

발모는 의무이지 권리가 아니기 때문에 초기에는 발모기대감과 설렘으로 열정을 가지고 발모생활을 하지만, 초기의 기대감과 설렘이 사라지면 열정도 사라지면서 중도에 포기하기 쉽다.

탈모 자부심

그러나 탈모와 발모의 원리를 제대로 알게 되면 탈모에 대한 생각이 바뀌어 자부심, 자긍심을 갖게 된다. 에너지 보존의 법칙상 오랫동안 스트레스와 피로가 지속되면 노폐물과 노화물질이 쌓여 각종 성인병과 노화, 탈모가 온다. 생성된 에너지 중에서 탈모로 향하는 만큼 노화나 성인병으로 가는 에너지가 줄어든다.

따라서 탈모는 노화와 성인병을 어느 정도 예방해주는 역할을 한다. 또한 현 상태를 유지하려는 관성의 법칙에 의해 스트레스와 피로가 지속되면 탈모가 발생함으로써 성인병과 노화를 예방하는 시스템이 된다. 그렇기에 탈모가 되어서 다행인 것이고 고마운 것이다.

더 중요한 것이 있다. 성인병과 노화가 생기면 이들은 원상복구가 불가능하지만 탈모는 발모와 탈모 완쾌가 될 수 있다. 특히 탈모 완쾌가 되면 성인병과 노화를 위한 방어도구도 원상 복구가 되어 고유의 방어 시스템을 유지할 수 있다.

또한 발모와 탈모 완쾌는 치료 예상 기간이 길지 않다. 4~6개월은 금방 간다. 즐겁게 발모에 집중하다 보면 일 년도 금방 지나간다. 그리고 기술도 단순하고 구체적이며 따라 하기 쉽다. 또한 사용하는 도구들도 주변에서 쉽게 구할 수 있는 것들이다.

완쾌 자긍심

더욱 중요한 것은 현재는 탈모시대라는 인식이 광범위하게 퍼져 있다는 것이다. 대부분의 사람에게 탈모는 일시적으로 머리카락이 날수는 있지만 완쾌가 불가능한 질환이다.

이런 인식을 뚫고 완쾌를 시킨다는 것은 불가능에 도전하는 것이고, 실제로 완쾌가 된 것은 불가능을 가능하게 만든 멋진 사나이인 것이다. 완쾌 확률은 탈모 면적 30% 이상은 10만분의 1, 탈모 면적 70% 이상은 무려 100만분의 1의 확률이다.

따라서 탈모를 완쾌한다는 것은 다음과 같은 의미를 갖는다.

탈모 완쾌가 갖는 의미

1 지혜로운 자(발모 & 탈모 완쾌 기술을 발견한 지혜)

2 의지가 있는 자

3 자기관리를 잘하는 자(각종 유혹을 물리침)

4 목표 달성을 할 수 있는 자(10만분의 1 이상의 불가능을
   가능하게 함)

5 희망 전도사이자 발모 선구자

6 미혼이라면 유전적으로 훌륭한 부성을 전달하는 자

7 기혼이라면 자녀의 탈모불안증을 해소시킨 훌륭한 아빠

그러므로 발모를 시작하였다면 시간이 날 때마다 스스로에게뿐 아니라 가정과 지인, 동료를 비롯해 온라인 탈모 동호인들에게 탈모 자부심과 완쾌 자긍심을 자랑스럽게 얘기하도록 하자.

그렇게 생각하고 말하는 과정에서 열정이 더 생기면서 더욱 즐겁게 발모생활을 할 수 있고, 자기 안의 방해공작도 자연스럽게 약화되거나 사라지므로 완쾌에 더 빨리 다다를 수 있다.

탈모 면적별
완쾌 기간 비교

　　　　골프채와 골프공, 당구대와 당구공만 있으면 누구나 골프와 당구를 칠 수 있는 것처럼 발모제가 있으면 누구나 발모할 수 있다.

탈모 완쾌의 지름길

목표를 정하면 계획에 따라서 정확한 기술을 배우고 익혀서 목표를 달성한다.

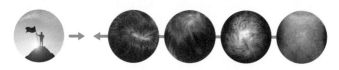

	목표		탈모 완쾌
2개월 목표로 계획을 수립	2개월 이내 당구 150점 / 골프 110타		2개월 이내 탈모 면적 10% 완쾌
4~5개월을 목표로 계획을 수립	4~5개월 이내 당구 600점 / 골프 90타		4~5개월 이내 탈모 면적 30% 완쾌
일 년을 목표로 계획을 수립	12개월 이내 당구 1,000점 / 골프 80타		12개월 이내 탈모 면적 60% 완쾌
발모 사업에 투자할 때	5년 프로 선수		5년 목표 완전 대머리 완쾌

발모와 탈모 완쾌는 치료 예상 기간이 짧다. 4~6개월은 금방 간다.
즐겁게 발모에 집중하다 보면 일 년도 금방 지나간다.

탈모 완쾌는
유전자 싸움에서의 승리

발모한다는 것을 유전자의 관점에서 보면 싸움을 잘하는 탈모 유전자의 땅을 싸움 못하는 발모 유전자가 빼앗기 위해 용기를 내어 싸움을 거는 것이다. 그렇기 때문에 자칫 잘못하면 탈모 유전자의 반격으로 머리카락이 더 빠지게 된다. 이때 나의 자아가 누구 편을 드는가에 따라 승패가 결정된다.

내 안에 있는 탈모 유전자도 '나'고 발모 유전자도 '나'다. 당연히 이성으로는 발모 유전자 편을 들고 싶겠지만 나의 자아라고 해도 내 생각, 내 마음대로 통제되지 않는다.

인간은 하루에도 오만 가지 생각을 한다. 그 수없이 많은 생각은 세포와 조직, 기관들의 의식이 내는 것이다. 위장이 비면 배고프니까 밥을 먹자고 한다. 대변이 마려우면 만사 제쳐두고 화장실에 가야 한다. 졸리면 잠을 자야 한다. 내 안에 있는 세포들과 조직, 기관, 장부들이 원하는 것이 생각으로 나타난다. 그래서 자아의식과 상관없는 오만 가지 생각이 떠오르는 것이다. 이때 정신을 바짝 차리고 발모의식의 편에 서서 발모 유전자에게 힘을 실어주어 빼앗긴 땅을 찾도록 도와야 한다.

그러나 아직 힘이 강한 탈모 유전자는 자신이 동원할 수 있는 세력을 모아서 '자아'가 발모의식에 힘을 실어주는 것을 방해한다. 그래서 나도 모르게 발모하려는 생각이 사라지고 탈모의식이 원하는 대로 행동하게 된다. 발모열정이 약화되거나 발모 행위를 게을리하고 싫증 나게 만드는 것이다. 그러다 보면 다시 탈모의식의 노예가 되어 발모생각이 한순간에 사라지고 중도 포기하게 된다. 이렇듯 발모 유전자와 탈모 유전자의 전쟁은 기세 싸움이자 생각 싸움인 것이다.

발모 유전자가 탈모 유전자를 몰아내고 완전히 땅을 되찾기까지 필요한 시간을 필자는 완쾌 기간이라고 한다. 탈모 상태에 따라 2~3개월이 걸리기도 하고, 7~8개월이 걸리기도 한다. 이 시간 동안 꾸준히 정신 차리고 발모의식에 힘을 실어주도록 돕는 것이 바로 완쾌기술이다.

완쾌를 위해 '자아의식'은 정신을 차리고 탈모가 계속되면 안 되는 끔찍한 이유를 떠올리면서 게으름, 귀찮음을 발모열정으로 바꾸어 꾸준히 발모에 몰입하도록 한다. 이를 돕기 위해 발모하면 좋은 이유, 완쾌되면 좋은 이유를 계속 생각해서 탈모의식이 유혹하지 못하도록 환경을 조성한다.

'자아의식'이 정신을 차리고 발모 유전자 편에 서서 돕는 도구가 바로 모바일과 인터넷 커뮤니티다. 특히 모바일은 언제, 어디서든, 무엇을 하고 있든 발모할 수 있는 동기를 부여해주는 일등공신이다. 아무리 좋은 발모제와 발모 방법, 기술이 개발된다 해도 결국 사용하는 것은

유전자 싸움에서 이기는 기술

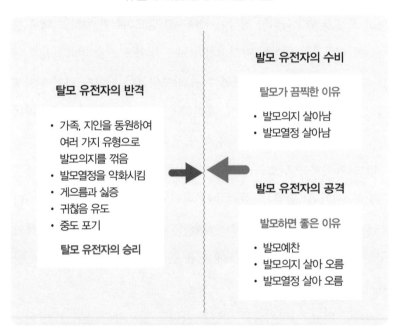

발모 유전자와 탈모 유전자의 전쟁은 기세 싸움이자 생각 싸움이다.

탈모인 자신이다. 모바일을 잘 활용하면 끊임없이 정신을 차리도록 유도하고 발모의식에 힘을 실어줄 수 있다. 그 덕분에 오늘날의 탈모인은 완쾌 확률이 높아졌을 뿐 아니라 기간도 단축할 수 있게 되었다.

그래도 탈모가 지속되면 안 좋은 이유에 대한 이미지를 매일 그린다. 단순히 나쁜 수준이 아니라 끔찍한 이유일수록 더 좋다.

승부 근성
기르기

발모는 우성 및 긍정의식인 발모의식과 열등 및 부정의식인 탈모의식의 기세 싸움이다. 발모 유전자와 탈모 유전자의 기세 싸움에서 발모의식이 이기기 위한 방법 중 하나가 인간이 가진 승부의식 즉 내기를 활용하는 것이다.

내기 방법

탈모인이 배우자, 또는 지인이나 동료와 목표를 정하고 내기를 한다. 내기에서 이겼을 때 얻는 대가가 클수록 성공 확률이 높아진다.

이처럼 탈모는 원리도 방법도 단순하여, 다양한 기술을 익히고 관성을 이겨내면 완쾌 확률이 매우 높은 질환이다.

단순하게 보자면 탈모의식과의 기세 싸움에서만 이기면 되는 것이다. 그래서 탈모인의 의지와 기세가 등등할수록 완쾌 확률이 높고 기간도 단축된다.

포상과 법칙

탈모인들끼리 동호회를 조직하여 함께하면서 미리 포상과 벌칙을 정해놓고 경쟁하면서 순위를 정한다.

기전이 유사한 질병인 비만과 시합하기

예를 들어 비만인 10명, 탈모인 10명을 선발하여 20kg 감량하는 것과 탈모 20%를 복구하는 것을 경쟁 붙이는 식이다. 서로의 자존심을 걸고 누가 빨리, 어느 쪽이 더 많이 성공할 수 있는가를 내기하면서 인간이 가진 승부 근성을 끌어내면 성공 가능성이 매우 높아진다.

보호장 만들기:
탈모 완쾌를 위한 공격과 수비

발모 불신과 탈모 불안, 탈모가 창피한 시대에는 탈모인을 보호할 장이 필요하다. 오늘날과 같은 탈모시대에는 온라인, 가정, 탈모인이라는 3개의 보호장으로 보호해야만 완쾌 확률이 높다.

특히 모바일은 시간과 공간의 제약 없이 많은 사람과 폭넓게 소통할 수 있으므로 적극적으로 활용해야 한다. 탈모의식의 방해로 열정이 약해지더라도 모바일 소통을 통해 다시 열정이 살아날 수 있다. 많은 동료와 발모열정을 이야기함으로써 발모할 수 있는 시간과 발모량을 최대한으로 늘리면 그만큼 완쾌 확률이 높아진다.

탈모 완쾌의 기술 : 수비 – 보호장 만들기

발모환경 만들기

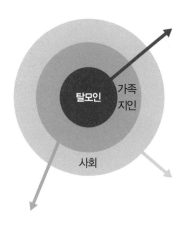

1 지인이나 가족의 도움을
  받지 못하는 경우

• 자기만의 발모환경
  (발모 가이드)
• 탈모 면적 20% 이내 완쾌 가능

3 시간 날 때마다 온라인에서
  발모 이야기를 할 것

• 모든 사람과 공유
• 모든 사람의 도움을 받는
  발모환경
• 탈모 면적 60% 이상 완쾌 가능

2 가족과 지인의 도움을
  받는 발모환경

• 탈모 면적 60% 이내 완쾌 가능
• 주고받을 것
• 도와준 것을 감사하게 생각할 것
• 대가를 지불할 것(돈, 시간, 몸)
• 가정을 화목하게 할 것

가족과 지인, 많은 동료와 발모열정을 이야기함으로써 발모할 수 있는
시간과 발모량을 최대한으로 늘리면 탈모 완쾌 확률이 높아진다.

탈모 완쾌를 위한 공격과 수비

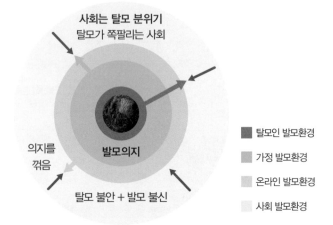

사회는 탈모 분위기
탈모가 쪽팔리는 사회

발모의지

의지를 꺾음

탈모 불안 + 발모 불신

- ■ 탈모인 발모환경
- ■ 가정 발모환경
- ■ 온라인 발모환경
- ■ 사회 발모환경

오늘날과 같은 탈모시대에는 온라인, 가정, 탈모인이라는
3개의 보호장으로 보호해야만 완쾌 확률이 높다.

탈모 완쾌 기술 : 공격 - 전문가의 코칭

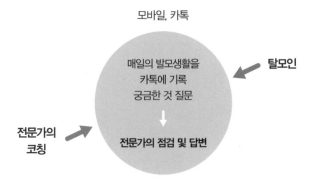

모바일, 카톡

매일의 발모생활을
카톡에 기록
궁금한 것 질문

↓

전문가의 점검 및 답변

탈모인

**전문가의
코칭**

탈모의식의 방해로 열정이 약해지더라도
모바일 소통을 통해 다시 열정이 살아날 수 있다.

10

응용 2
케이스별 발모 진행 과정

두피와 탈모 상태에
따른 발모 과정

치료하기 전의 두피 상태와 머리카락이 빠지고 있는지 여부에 따라 발모 진행 과정이 달라진다. 모발이 빠지지 않는 경우는 탈모 치료 과정을 거치지 않고 바로 발모 시동이 걸리므로 1주 또는 2주 정도 진행이 빠르다. 이때 주의해야 할 것은 이에 대한 반작용으로 두피 트러블이나 가려움 증상이 나타날 수 있으므로 치료하기 전에 대비책을 알아두어야 한다. 이후의 진행은 둘이 비슷하다.

두피 트러블이 **있거나** 모발이 빠지고 **있는** 경우

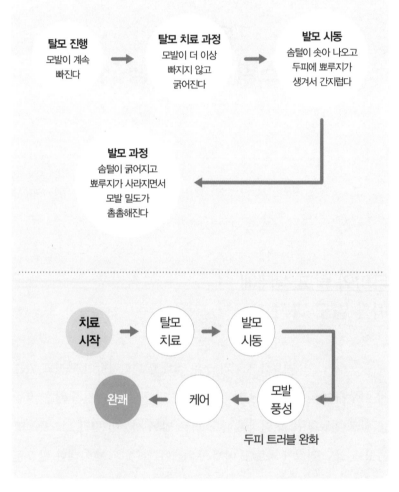

탈모 진행
모발이 계속
빠진다

탈모 치료 과정
모발이 더 이상
빠지지 않고
굵어진다

발모 시동
솜털이 솟아 나오고
두피에 뾰루지가
생겨서 간지럽다

발모 과정
솜털이 굵어지고
뾰루지가 사라지면서
모발 밀도가
촘촘해진다

치료 시작 → **탈모 치료** → **발모 시동** → **모발 풍성** → **케어** → **완쾌**

두피 트러블 완화

모발이 빠질 경우는 탈모 치료 과정을 거친 후에 발모 시동을 진행한다.

두피 트러블이 **없고** 모발이 빠지지 **않는** 경우

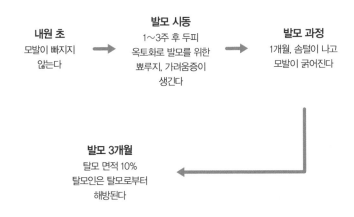

내원 초
모발이 빠지지
않는다

발모 시동
1~3주 후 두피
옥토화로 발모를 위한
뾰루지, 가려움증이
생긴다

발모 과정
1개월, 솜털이 나고
모발이 굵어진다

발모 3개월
탈모 면적 10%
탈모인은 탈모로부터
해방된다

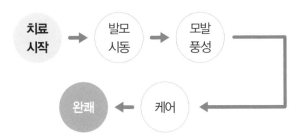

모발이 빠지지 않는 경우는 탈모 치료 과정을 거치지 않고
바로 발모 시동이 걸리므로 1주 또는 2주 정도 진행이 빠르다.

탈모 면적에 따른
발모 과정

발모 진행 과정은 일정한 룰과 공식이 있다. 대부분 비슷한 과정을 거친다.

발모를 시작하면 완쾌할 때까지 면적에 따라 대략 2개월에서 8개월 정도 발모를 지속해야 한다. 발모 시작 후 2주가 지나면 대개 발모 시동이 걸리면서 본격적으로 머리카락이 나고 자라기 시작한다. 일단 발모 시동이 걸리면 속도가 빠른 경우에는 머리카락이 나는 양이 많아

발모 진행 과정

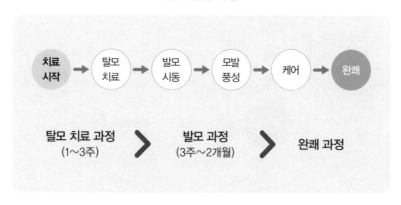

발모 시작 후 2주가 지나면 대개 발모 시동이 걸리면서
본격적으로 머리카락이 나고 자라기 시작한다.

지면서 목표 달성 기간도 짧아진다.

발모하는 중간에 발모 세트를 사용하지 않는 것은 차를 타고 가다가 자꾸 브레이크를 거는 것과 같다. 중간중간 브레이크를 밟는 차는 100km를 꾸준히 유지하면서 달리는 차와 평균 시속이 100km로 같더라도 브레이크를 밟을 때마다 연료 손해를 본다.

탈모 면적 10%, 20%, 40%, 60%, 70% 탈모인들은 발모 시동과 발모 진행, 완쾌 과정을 거치면서 탈모를 완쾌시킨다. 서울에서 출발하여 천안, 대전, 대구, 부산에 도착하는 것과 비슷하다. 서울에서 천안까지 100km 속도로 달리면 한 시간 정도면 도착하고 부산까지는 5시간이 걸리는 것처럼 탈모 면적 10%는 2개월이면 완쾌하고, 탈모 면적 20%는 4개월이 걸리는 것이다.

발모 초기와 중기

다이어트에 성공하기 위해 필요한 것이 소식과 운동이라면 발모에 필요한 것은 무엇일까? 발모 행위다. 적합한 발모제를 사용하고, 발모 열정을 가지고 밥 먹고 잠자고 휴식하고 운동하고 발모를 이야기하고 노래하는 것 모두가 발모 행위다. 그래서 발모제를 사용했더라도 발모 생각이나 열정 없이 하는 행위는 발모 행위라고 할 수 없다.

발모 초기에는 속칭 '발모 심쿵'으로 발모에 대한 기대감과 설렘이 커서 자연스럽게 발모열정을 가지고 행동한다. 그래서 수도꼭지를 열

발모 초기
발모 심쿵(자연적인 발모 행위)

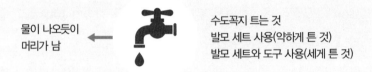

물이 나오듯이
머리가 남

수도꼭지 트는 것
발모 세트 사용(약하게 튼 것)
발모 세트와 도구 사용(세게 튼 것)

발모기술 ➡ 물이 많이 나오는가 적게 나오는가를 결정함

발모 초기에는 속칭 '발모 심쿵'으로 발모열정을 가지고 행동해서 수도꼭지를 열면
물이 자동으로 나오는 것처럼 발모제를 사용하면 바로 머리카락이 난다.

면 물이 자동으로 나오는 것처럼 발모제를 사용하면 바로 머리카락이
나게 된다. 수도꼭지를 적게 트는가 많이 트는가에 따라 나오는 물의
양이 달라지듯 발모제와 발모캡을 효율적으로 사용하면 발모는 더욱
촉진된다.

그러나 어느 시점이 지나면 발모 심쿵이 약해지면서 발모열정이 사
라지거나 약해지게 된다. 이때는 발모제와 발모캡을 기계적으로 사용
하게 되고 관성적으로 발모 행위들을 한다. 그러다 보면 지하수가 고
갈되어 수도꼭지를 틀어도 물이 나오지 않듯이 발모에너지가 사라져

발모 중기
발모 심쿵이 사라짐(인위적인 행위)

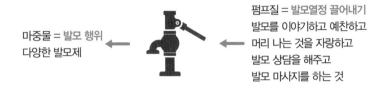

마중물 = 발모 행위
다양한 발모제

펌프질 = 발모열정 끌어내기
발모를 이야기하고 예찬하고
머리 나는 것을 자랑하고
발모 상담을 해주고
발모 마사지를 하는 것

발모기술 ➜ 발모열정 끌어내는 행위를 잘하는가 못하는가를 결정함

초기의 발모 기대감이 사라지면 마중물을 넣고 펌프질을 하는 것처럼
발모제를 마중물로 사용하여 발모열정을 되살려야만 한다.

서 머리카락이 잘 나지 않거나 현 상태가 유지되기만 한다.

　그래서 초기의 발모기대감이 사라지면 마중물을 넣고 펌프질을 하는 것처럼 발모제를 마중물로 먼저 넣고 발모열정을 되살려야만 다시 머리카락이 나는 것이다. 펌프질을 힘껏 오래 하면 물이 많이 나오듯이 열정을 크게 일으키면서 발모 행위를 오래 할수록 머리카락이 많이 난다. 발모기술은 발모열정을 높이면서 행위를 하도록 하는 기술이다. 따라서 발모 초기부터 단계적으로 발모기술을 익혀서 기술이 늘어날수록 발모가 촉진되어 즐겁게 발모할 수 있게 된다.

탈모 완쾌 시스템의
필요성

탈모시대의 난제는 '탈모는 불치병'이라는 생각이 너무 확고하여 발모 방법이 개발되어도 믿지 못하는 시대적 분위기에 있다.

탈모인 역시 약만 복용하면 알아서 나아질 것이라고 착각하고, 약으로 머리카락이 조금 나더라도 자기관리를 못 해 중도 포기하거나 의욕을 상실하곤 한다.

발모 방법과 기술을 익혀서 생긴 발모열정을 통해 머리카락이 나더라도 완쾌되기까지는 끊임없이 자기와의 싸움을 하게 된다. 머리카락이 많이 나건 적게 나건, 발모생활이 길든 짧든, 거의 모든 탈모인이 발모를 시작했더라도 어느 순간 방심하여 자기와의 싸움에서 이기지 못하고 중도 포기한다.

이것을 해결하기 위한 기술이 완쾌 기술이고, 완쾌 확률을 더욱 높이기 위한 보호장치가 완쾌 시스템이다.

탈모시대는 모발이식이나 약물로 일시적으로 모발이 날 수 있어도 완전히 회복할 수 없고, 탈모 인구는 점점 늘어나는 시대다. 이런 시대적 분위기 속에서 탈모를 완쾌할 수 있는 탈모인은 어떤 자질을 갖고 있어야 할까? 다음은 탈모 완쾌를 위해 갖춰야 할 조건이다.

탈모 완쾌를 위해 탈모자가 갖추어야 할 조건

① 발모와 탈모 완쾌 기술을 알아볼 수 있는 지혜를 가져야 한다.

② 새로운 시도를 할 수 있는 용기를 가져야 한다.

③ 자신과의 싸움에서 이길 수 있는 자기관리 능력을 가져야 한다.

④ 발모를 위해 시간, 돈, 에너지를 투자할 수 있어야 한다.

⑤ 탈모 열등감을 탈모 자부심으로 발상의 전환을 할 수 있어야 한다.

발모제를 사용하더라도 완쾌할 수 있는 조건은 꽤 까다롭다. 탈모 시대에 탈모 이전의 원 상태로 되돌릴 수 있는 확률은 1만분의 1에서 10만분의 1 정도로 낮다. 그러나 이런 불가능을 가능하게 만들고 탈모인이 할 일을 최소로 줄여서 완쾌할 수 있도록 만든 것이 탈모 완쾌 시스템이다. 발모가 불치인 탈모시대라도 의지만 있으면 완쾌할 수 있도록 확률을 높인 것이다. 즉 탈모인, 발모 방법과 기술 그리고 탈모 완쾌 기술, 온라인 발모관리가 삼위일체가 되어 꾸준하게 발모기술을 발휘하여 완쾌하도록 돕는 시스템이다.

탈모 완쾌 시스템의 삼위일체

1. 탈모인 ① 조건 1 : 탈모 완쾌 의지가 있고 완쾌할 때까지

시간, 돈, 에너지를 쓸 수 있는 탈모인

② 조건 2 : 탈모 완쾌 예상 기간(6개월~일 년) 동안

발모기술과 완쾌 기술을 배우는 자

2. 온라인 발모관리

① 그룹 관리 + 촬영 + 온라인 강의와 실습

② 동영상과 기타 자료를 통해 발모기술과 탈모 완쾌 기술을 익힘

③ 발모 전문가 : 온라인, 오프라인에서 탈모인을 코칭하고

발모생활과 모발 상태를 점검

④ 동호인 모두의 발모와 완쾌 과정을 눈으로 확인하고 경쟁

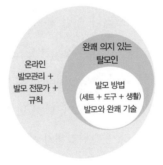

3. 발모 방법과 기술 그리고 탈모 완쾌 기술

1 발모 방법 : 발모 세트를 사용하여 탈모 부위의 퇴화된 발모력을 자극하고 발모를 위한 생활 하기

2 발모를 위한 생활이란 발모생각과 열정을 가지고 모든 일상생활을 영위하는 것

3 발모기술은 발모에너지를 효율적으로 생산하는 기술

4 탈모 완쾌 기술은 자신과의 싸움에서 이기면서 꾸준히 발모생활을 하여 탈모로부터 완전히 벗어나는 기술

→ 초등 기술 : 인체의 힘을 쓰는 서양의학식

→ 중등 기술 : 인간의 힘을 쓰는 동양의학식, 주파수를 맞춰 정성스럽게 사용

→ 고등 기술 : 약과 대사, 적은 회전

→ 프로 기술 : 피드백, 넓은 대사

11

응용 3
발모기술의 응용

탈모 유형별
발모기술

　　물리학에서 운동의 법칙 관점에서 보면 과도한 스트레스가 지속되면서 현 상태를 유지하려는 관성이 무너지면서 탈모로 진행된 것이다. 운동의 법칙상 한 번 관성이 무너지면 가속도가 붙는다. 탈모로 진행되고 있을 때 과도한 스트레스를 줄이지 못하면 가속도가 붙으면서 순식간에 머리카락이 빠지고 탈모 면적이 넓어진다. 이러한 물리적인 현상으로 인해 사람에 따라 짧은 기간에 많이 빠지기도 하고, 적게 빠진 상태를 오랜 기간 유지하기도 하는 것이다.

정수리 탈모(속알머리)

물리학에서 힘의 3요소는 '작용점, 크기, 방향'이라고 앞서 설명했다. 이 세 가지 원리를 탈모와 발모기술에 적용해보자. 정수리 탈모의 '작용점'은 정수리 부분에 있는 두정엽이다. 두정엽의 과열로 그 부위의 두피에 지나친 열이 생겨서 정수리에 탈모가 생기는 것이다.

정수리 탈모〔속알머리〕

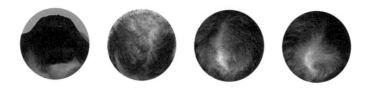

정수리 탈모의 '작용점'은 정수리 부분에 있는 두정엽이다. 그 부위의
두피에 지나친 열이 생겨서 정수리에 탈모가 생긴다.

우리가 흔히 속된 말로 '속알머리가 없다'고 하는 것이 바로 정수리 탈모다. 정수리가 바로 두정엽 부위로, 두정엽은 두뇌가 현안을 다루고 고민할 때 많이 쓰이는 부위다. 그래서 정수리 탈모는 스트레스가 심할 때 주로 나타난다. 스트레스를 줄이고 현재를 즐겁게 살아가면 두정엽이 활성화되어 발모에너지가 나오게 된다. 그래서 정수리 탈모는 발모열정을 가지고 있어야 머리카락이 나고 회복할 수 있다.

정수리 부분은 머리카락이 감싸고 있어서 발모에너지가 비교적 잘 보존되므로 에너지 효율이 좋다. 반면 이마 탈모는 앞부분에 보호장치가 없어서 발모에너지가 잘 빠져나간다. 그래서 에너지 효율이 떨어지는 편이다.

이마 탈모

물리학 힘의 3요소 관점에서 이마 탈모의 '작용점'은 앞머리 부분에

이마 탈모

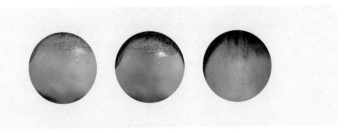

이마 탈모의 '작용점'은 앞머리 부분에 있는 전두엽이다.
치료 효과가 정수리 탈모보다 3~4배가량 늦게 나타난다.

있는 전두엽이다. 두정엽이 두뇌 중 현안 문제를 다루는 부위라면, 전두엽은 미래와 현안 문제를 주로 다루는 두뇌 부위다. 머릿속이 복잡한 사람들, 한 치 앞도 내다볼 수 없는 현대인은 미래에 대한 불안으로 전두엽을 많이 쓰고, 전두엽이 피로하기 쉽다. 흔히 머리가 아플 때 손으로 앞머리를 감싸는 것이 바로 전두엽 피로 때문이다.

이마 탈모는 정수리 탈모에 비하여 치료 효과가 떨어진다. 그래서 치료 효과 역시 정수리 탈모보다 3~4배가량 늦게 나타난다.

정확한 이유는 아직 밝히지 못했지만 오지 않은 불안한 미래를 걱정하여 전두엽을 피로로 만드는 사고와 성격이 큰 영향을 주는 것으로 추측한다. 또 하나의 이유로는 이마 부위는 노출되어 있어 발모에너지가 보호받지 못하고 빠져나가서 정수리에 비하여 에너지 효율이

이마 탈모 치료 방법

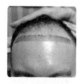
테이프

발모캡

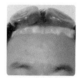
테이프 + 발모캡

이마 탈모 치료를 위한 전두엽 활성화 방법으로 발모캡을 쓰고
테이프를 붙여서 발모에너지가 빠져나가는 것을 줄인다.

떨어지는 것으로 유추하고 있다.

따라서 이마 탈모를 치료할 때는 미래에 대해 밝은 희망과 꿈을 그리며 전두엽을 활성화하는 방법과, 이마 부위에 발모캡을 쓰고 테이프를 붙여서 발모에너지가 빠져나가는 것을 줄여 에너지 효율성을 높이는 방법을 쓰고 있다.

테이프는 이마 라인을 조절하고, 발모에너지가 밖으로 빠지는 것을 막기 위한 목적으로 사용한 이후에 이마 탈모의 치료 속도가 빨라진 것이 관찰되었다.

여성 탈모

변연계가 발달한 여성은 모발이 전반적으로 가늘어지면서 가르마의 폭이 점점 넓어지고, 가르마 주변부터 가늘어지면서 점점 탈모 부

여성 탈모

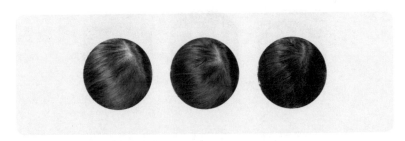

여성 탈모는 남성 탈모에 비해 치료 기간이 세 배 정도 더 걸린다.

위가 넓어진다. 또한 다이어트나 출산, 혹은 급격한 스트레스와 피로에 의하여 원형 탈모도 잘 생긴다.

보편적으로 여성 탈모는 남성 탈모에 비해 치료 기간이 세 배 정도 더 걸린다. 왜냐하면 머리카락이 전반적으로 가늘어지면서 빠지므로 겉으로 보이는 것에 비해 실제 탈모 면적이 더 넓기 때문이다. 또 하나의 이유는 여성이 남성에 비해 피로지수가 높은 편이고, 신진대사가 떨어져 있거나 피로 물질 또는 노화 물질, 질병이나 탈모를 일으키는 물질인 불완전 연소된 에너지가 많이 생긴다는 점이다.

일반적으로는 외모를 중요시하는 여성이 남성보다 적극적으로 탈모를 완쾌시킬 동기와 의지가 강할 것이라고 생각한다. 그러나 필자가 치료해본 결과, 일시적으로 발모하고픈 의지를 내지만 여러 형태의 유혹과 반격으로 대부분 중도에 포기하여 완쾌율이 남성보다 크게 떨어졌다.

여성 탈모의 치료 방법

가르마 폭이 넓을 때 탈모 치료제로 모발을 굵게 한다.

따라서 여성은 머리카락이 가늘어지면서 가르마의 폭이 넓어지고 가르마 주변의 머리카락이 가늘어진다고 여겨질 때 바로 탈모 치료제를 사용해 가늘어진 모발을 굵게 하는 것이 좋다.

복합 탈모

이마와 정수리 부위에 모두 탈모가 있는 경우를 복합 탈모라고 한다.

복합 탈모는 정수리 탈모에서 시작한 것이 이마까지 진행된 경우도 있고, 이마 탈모에서 시작되어 정수리까지 탈모가 진행된 경우도 있다. 복합 탈모는 무엇보다 먼저 과도한 스트레스를 줄여서 탈모가 진

복합 탈모

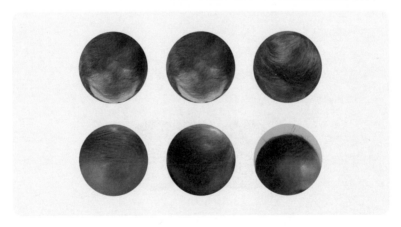

최근에는 발모기술이 늘어나면서 정수리와 이마를 동시에 치료하는 방법을 시도한다.

행되는 것을 막을 필요가 있다.

　과거에는 복합 탈모의 경우 1차로 정수리 부분을 먼저 메꾼 후에 2차로 이마 부위를 메꾸는 방법을 사용하였지만, 최근에는 발모기술이 늘어나면서 정수리와 이마를 동시에 치료하는 방법을 시도하고 있다.

　복합 탈모는 대부분 탈모 면적이 넓은 분들이기에 회복하기까지 많은 에너지가 필요하다. 탈모 면적이 넓다는 것은 넓은 평수에 히터를 틀어서 따뜻하게 하는 것과 같고, 탈모 면적이 적다는 것은 적은 평수를 따뜻하게 하기 위하여 히터를 트는 것과 같다. 같은 평수라도 정수리 탈모처럼 탈모 부위가 한데 모여 있으면 그 넓이에 맞는 히터를 틀어서 따뜻하게 하면 된다. 그러나 복합 탈모처럼 탈모 부위가 넓게 퍼져 있는 경우는 그 평수에 맞는 히터 하나로는 안 된다. 이마와 정수리 부위에 각각 히터를 틀어서 두 군데를 동시에 따뜻하게 해야 한다.

　과거는 발모기술이 미숙하여 30~40%의 탈모 면적을 메꿀 만한 발모 열량을 공급할 수가 없었다. 그래서 정수리를 먼저 메꾼 후에야 이마를 메꿀 수 있었다.

　그러나 지금은 70% 정도의 발모 열량을 공급할 수 있어 두 군데를 동시에 메꾸는 방법과 과거처럼 한 군데 먼저 메꾼 후에 다른 부위를 메꾸는 방법 중에서 선택하여 사용할 수 있다.

원형 탈모

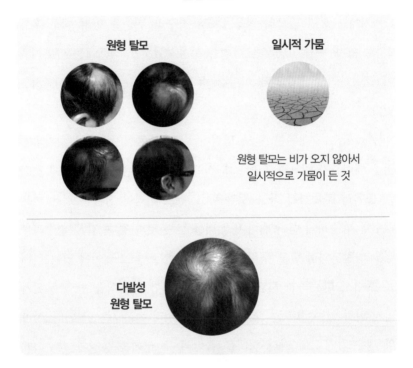

원형 탈모는 과도한 스트레스와 피로를 줄이면 면적에 따라 차이가 있지만
대부분 2개월에서 6개월이면 정상으로 돌아온다.

원형 탈모

일시적으로 가뭄이 들면 식물은 자라지 못하지만 토양의 성질은 변
하지 않아서 언제든지 비가 오면 식물이 무성하게 잘 자란다. 머리카
락도 현재는 탈모 분위기가 되어 탈모 체질로 바뀌었지만 아직은 발

모 성질과 사고를 가지고 있어서 과도한 스트레스가 사라지고 발모환경이 조성되면 다시 머리카락이 자라 풍성하게 되고 케어를 받지 않아도 된다.

다만 주의해야 할 것은 가뭄이 심해져 전 지역의 땅이 메마르듯이 스트레스와 피로가 지속되면 탈모 속도가 빨라져서 한꺼번에 넓은 면적의 머리카락이 빠질 수 있으므로 되도록 스트레스를 줄여서 더 이상의 탈모 진행을 막을 필요가 있다는 것이다.

또한 항암치료 후유증과 장티푸스 같은 고열을 동반한 질병으로 인해 일시에 넓은 부위에 머리카락이 빠지더라도 항암치료가 끝나거나 질병이 사라진 후에는 잠재된 자연발모력이 복원되므로 탈모 부위가 원상으로 복구될 확률이 매우 높다.

일반적인 원형 탈모는 과도한 스트레스와 피로를 줄이면 면적에 따라 차이가 있지만 대부분 2개월에서 6개월이면 정상으로 돌아온다.

과도한 스트레스와 피로로 관성이 깨질 때 급성으로 머리카락이 빠진다. 관성력이 깨진 후 15일 정도 경과하면 발모 가속도가 지속되어 한 군데의 탈모 면적이 커지기도 하지만, 동시에 여러 부위에서 탈모가 진행되기도 한다. 원형 탈모는 '끌개의 법칙'에서 설명했듯이 밀도가 높고 속도가 빠를 때 기가 감기면서 동그랗게 빠지는 현상으로, 다발성은 여러 군데에서 끌개가 생기면서 여러 군데의 머리카락이 빠지는 것이기에 속도와 밀도, 즉 과도한 스트레스를 줄여서 더 이상 빠지

다발성 원형 탈모의 변화

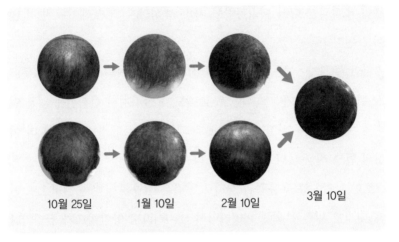

10월 25일 → 1월 10일 → 2월 10일 → 3월 10일

원형 탈모는 아무리 많이 빠지더라도 원형의 형태는 유지된다.
다발성 원형 탈모가 되었다 해도 6개월이면 원 상태로 돌아갈 확률이 높다.

는 것을 막아야 한다.

'끝개의 법칙'에서 설명했듯이 밀도가 높고 속도가 빠를 때는 기가 감기면서 동그랗게 빠지지 않는다. 계곡의 물이 불어나면 급류가 생기고, 불만이 가득한 사람들이 군중집회를 하다가 폭동이 일어나듯이 처음에는 원형 탈모처럼 빠지던 것이 한순간에 머리카락이 왕창 빠지면서 골룸처럼 된다.

그러나 아무리 많이 빠지더라도 원형 탈모의 형태는 유지된다. 즉 토양이 아직 바뀌지 않은 것이다. 그래서 다발성 원형 탈모가 되었다 해도 6개월이면 원 상태로 돌아갈 확률이 높다. 위 사진의 케이스도 원래는 3월 10일의 사진에 가까운 모발 상태였는데 과도한 스트레스가 1개월 이상 지속되면서 10월 25일의 모습이 된 것이다. 그래서 스트레스를 줄이고 치료를 시도하면서 5개월 정도가 지나자 다시 어느 정도 머리카락이 풍성해진 것을 볼 수 있다.

만약 이 탈모인이 일 년 또는 2년이 지나도록 이 상태를 내버려 뒀다면 토양이 아예 바뀌었을 것이다. 그렇게 되면 어떤 노력을 해도 발모 에너지 부족으로 인해 효과를 보지 못했을 것이다.

탈모 면적별
발모기술

당황하지 말고 발모기술을 배우자. 치료도 쉽고 완쾌 기간도 짧다.

누구든지 치료 초기(1~2개월)에는 기대감과 설렘을 가진다. 그래서 발모기술이 없어도 탈모의식의 방해를 이겨내면서 기대감을 가지고 정성과 열정으로 발모 세트를 사용하고 발모음악을 들으면서 발모캡을 쓰고 잔다. 발모음악을 들으면서 마사지를 하기도 한다. 그리고 가능한 한 스트레스와 피로를 줄이기 위하여 노력한다.

탈모 면적 10% 이내의 정수리 탈모 : 2개월 이내 복구!

탈모 면적 10% 이내 정수리 탈모는 빠르면 40일에서 늦어도 3개월이면 완쾌가 가능하다.

탈모 면적 10% 이내의 정수리 탈모

탈모 면적 5% 이내의 경우는 발모 시동이 걸리면 한 달 이내에 모발이 풍성하게 되고 완쾌된다.

탈모 면적 5~10% 이내의 경우는 발모 시동이 걸리면 40~50일 이내 모발이 풍성하게 되고 완쾌된다.

탈모 면적 10% 이내의 경우는 발모 시동이 걸리면 2개월 이내 모발이 풍성하게 되고 완쾌된다.

탈모 면적 15~20% 이내의 정수리 탈모 : 발모열정으로 3~4개월이면 가능!

치료 초기(1~2개월)에는 발모 기대감과 설렘의 힘으로 발모기술이 없어도 정성과 열정으로 발모 세트를 사용하고, 발모음악을 들으면서 발모캡을 쓰고 잔다. 여기에 발모음악을 들으면서 마사지를 하기도 하고, 발모를 잘할 수 있도록 가족 또는 지인에게 도움을 청한다. 이것이 일명 '발모 초심'이다. 완쾌의지가 강하여 가능한 한 스트레스와 피로를 줄이기 위하여 노력을 한다. 또한 3개월 이후는 발모열정을 유지하기 위하여 다음과 같이 발모기술을 사용한다.

탈모 면적 15~20% 이내의 정수리 탈모

탈모 면적 15% 이내의 경우는 2개월 정도 지나면 10% 정도 복구되어, 3개월째는 머리카락이 풍성한 상태가 되므로, 발모 기대감이 떨어지더라도 발모열정을 유지하면 3개월에는 완쾌 확률이 높아진다.

탈모 면적 20% 이내의 경우는 2개월 정도 지나면 10% 정도 복구되어 3개월째는 반 이상 메꿔진 상태가 되어 발모 기대감이 떨어지더라도 계속해서 발모예찬을 들으면 4개월에는 완쾌 확률이 높아진다.

① 탈모 상태를 유지하면 안 좋은 이유

② 발모를 하면 좋은 이유 & 발모 예찬

③ ①과 ②를 수시로 상기한다. 3개월 이후 발모 기대감과 설렘이 떨어지더라도 발모기술에 의하여 발모열정을 유지하면 3~4개월 이내에 완쾌가 될 확률이 80%다.

탈모 면적 30~40% 이내 정수리 탈모 : 발모기술로 6~8개월이면 가능!

면적 30% 이상부터는 탈모의식의 방해를 이겨낼 수 있는 발모기술

탈모 면적 30~40% 정수리 탈모

탈모 면적 30% 이내의 경우는 2개월 정도 지나면 10% 정도 복구된다. 3개월째는 반 이상 모발이 메꿔진 상태가 되어 발모 기대감은 사라졌어도, 발모예찬을 들으면서 6개월 경과되면 30%는 메꾸어지며 완쾌 가능성이 높아진다.

탈모 면적 40% 이내의 경우는 3개월째는 반 이상 모발이 메꿔진 상태가 되어 발모 기대감은 사라졌어도, 발모예찬을 들으면서 6개월 경과되면 내성이 생긴다. 이때 발모기술에 변화를 주면 8개월쯤 완쾌 가능성이 높아진다.

이 있어야 완쾌가 가능하다. 3개월부터 4~6개월 동안 '자아의식'이 발모의식에 영양을 공급하도록 보호 조치를 하여 탈모의식의 방해를 차단하여야 한다. 또한 모바일을 활용하여 탈모가 되면 안 좋은 이유, 발모가 되면 좋은 이유, 발모예찬을 녹음하여 시간이 날 때마다 들으면서 세뇌해서 4개월에서 6개월간 즐겁게 발모할 수 있도록 환경을 조성해야 한다. 또한 가정이나 지인에게 도움을 받을 수 있도록 발모 환경을 만들어서 위로와 격려, 응원을 받을 때 완쾌 확률이 높아진다.

탈모 면적 40% 이상 : 프로 기술이 있어야 완쾌가 용이하다
면적 40% 이상부터는 별도의 노력이 필요하다.

① 가족이나 지인들이 위로, 격려, 응원하는 환경을 만듦
② 탈모의식의 방해를 이겨낼 수 있는 발모기술
③ 온라인이든 오프라인이든 함께할 수 있는 그룹

6개월에서 9개월간 '자아의식'이 발모의식에 영양을 공급하도록 보호하고 탈모의식이 방해하지 못하도록 차단하여야 한다. 또한 모바일을 활용하여 탈모가 되면 안 좋은 이유, 발모가 되면 좋은 이유, 발모예찬을 녹음하여 시간이 날 때마다 듣고 스스로에게 발모의식을 세뇌해서 6개월에서 9개월간 즐겁게 발모할 수 있도록 도와야 한다. 또

한 내성으로 가속도가 주춤할 때 서로 발모하면서 기술을 교환할 동호인들과 함께하여야 완쾌 확률이 높아진다.

탈모 면적 40%부터는

① 완쾌의지와 동기가 확실한 사람들이 모여 10개월이라는 장기 계획을 가지고 탈모 완쾌를 시도한다.

② 의지와 동기가 확실하지 않더라도 우선 모여서 1차로 2~3개월 발모를 시도하고, 이후 2~3개월 간격으로 2차, 3차 목표를 세워 단계적으로 발모하면서 완쾌를 시도할 수 있다.

탈모 면적 40% 이상 정수리 탈모

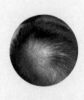

탈모 면적 50% 이내의 경우는 30~40%의 경우와 동일

탈모 면적 60% 이내의 경우는 1차 관문인 자연적인 발모 열정인 심쿵이 사라지고, 2차 관문인 관성을 동호인과 함께 기술을 공유하면서 SNS와 모바일로 동호인끼리 위로, 격려, 응원하면 일 년이면 탈모 완쾌 확률이 높아진다.

탈모 면적 70% 이상 : 전문가 수준의 기술과 열정이 있어야 완쾌 가능!

탈모인들이 말하는 '탈모가 낫고 싶다'는 것은 단순히 머리카락이 조금 더 나는 수준이 아니다. 궁극적으로는 탈모 이전의 모습으로 되돌아가고 싶은 것이다. 축구로 말하자면 단순히 공을 가지고 놀거나 동네축구를 하는 수준이 아니라 축구를 잘해서 프로 선수가 된다든가 국가대표가 되고 싶다는 목표를 세운 셈이다. 이런 목표를 달성하려면 그에 걸맞은 기술을 반드시 체득하고 자유자재로 다룰 수 있어야 한다.

탈모 면적이 넓은 사람과 적은 사람은 완쾌에 필요한 열량과 기간에 큰 차이가 있다. 난방기구도 100평을 커버하는 것과 20평을 커버하는 것이 다른 것처럼, 탈모 면적 70%를 복구하는 것과 20%를 복구하는 데에도 당연히 차이가 있다. 20평을 커버하는 난방기구로는 100평 넓이의 공간을 따뜻하게 데우지 못하고 난방기구로서의 역할도 다하지 못한다. 탈모 면적 70%를 복구하려면 70%가 필요로 하는 열량이 충분히 준비되어야만 한다. 20%를 복구하는 데 필요한 열량으로는 에너지가 분산되어 복구되는 면적이 거의 없다.

또한 한 달에 5%씩 복구한다고 단순 가정할 때 탈모 면적 20%는 4개월이면 완쾌가 가능하지만 70%의 경우는 일 년 이상이 걸린다. 그만큼 발모생활을 시작하기 전의 준비와 각오도 달라야 한다.

완쾌까지 3~4개월이 걸린다면 그 기간 동안 발모 초기의 발모 기대감과 열정이 어느 정도 지속되고, 발모가 되는 것을 실제로 보면서 발모열정이 계속 살아 있을 수 있다. 그러나 일 년 과정이라면 어떨까? 발모가 되고 2개월 정도 지나면 발모 초기의 기대감과 신비감이 사라진다. 그러면 기계적으로 발모생활을 하면서 발모열정이 줄어들고 머리가 나는 속도도 떨어지면서 점점 게으름을 피우거나 아예 포기하게 된다. 그래서 탈모 면적 40% 이상이라면 발모에너지를 늘리는 기술을 개발해야만 탈모 완쾌가 가능하다.

발모기술이란 인간이 가진 발모에너지를 인위적으로 끌어올리는 것이다. 인간 내부의 파동에너지를 이용해 발모에너지를 끌어내고, 능력에 따라 중등 · 고등 · 프로 기술이 있다. 70% 이상을 복구하려 한다면 프로 기술을 발휘해야 하고, 85% 이상이라면 완쾌 시스템 속에서 고등과 프로 기술을 3년 이상 꾸준하게 유지할 수 있어야 탈모 완쾌가 가능해진다.

탈모 면적 70% 이상 발모생활의 예

인간은 무한한 가능성과 에너지를 가지고 있다. 대통령이 될 수도 있고, 대기업 회장이 될 수도 있다. 손흥민처럼 축구를 잘할 수도, 박인비처럼 골프를 잘할 수도 있다. 탈모 역시 자신이 하기에 따라 탈모 이전의 정상 상태로 돌아갈 수도 있고, 탈모가 점점 심해질 수도 있다. 그러나 안타깝게도 탈모 면적이 70%가 넘으면 대부분의 사람이 치료를 포기한다. 어떤 사람은 처음부터 포기하고, 어떤 사람은 3개월이나 6개월 정도 발모를 위해 노력하다가 결국 포기한다. 일 년이 넘는 오랜 기간을 꾸준히 발모생활을 하며 전문가 수준의 발모기술을 유지하기는 쉽지 않다. 그래서 70% 이상의 탈모인의 경우, 완쾌 확률이 10만분의 1, 100만분의 1 수준이다. 발모 방법이 어려운 것이 아니라 완쾌하려는 동기와 의지를 계속 유지하지 못하고 약해지기 때문이다. 면적이 넓고 나이가 많을수록 탈모를 완쾌시키고자 하는 동기가 약한데, 이런 분들에게 동기를 부여하며 돕는 것이 탈모 완쾌 시스템이다.

탈모 면적 70% 이상 발모생활의 사례

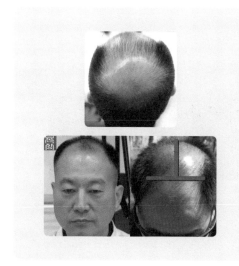

- 탈모 면적 70% 이상, 복합 탈모인 52세 남성이다.

- 발모기술 중 프로 기술 이상을 발휘해야만 한 달에 5% 정도 복구가 된다.

- 이분은 탈모 완쾌 시스템으로 발모생활을 하고 있다.

- 완쾌 시스템은 온라인 발모 관리, 발모·완쾌 기술, 탈모인의 완쾌의지의 총합이다.

탈모 면적 70% 이상 발모생활의 사례

발모 세트와 도구 사용

발모제 사용

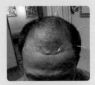

발모를 위한 침,
테이프 사용

발모캡과
테이프 사용

발모캡 사용

발모모자를 만듦

발모모자를 씀

온라인 발모 관리(집단 관리와 코칭)

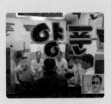

절제된 집단 음주

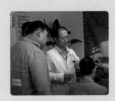

집단 발모 점검

집단 발모 마사지

발모생활 가이드, 환경 만들기

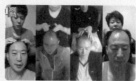

발모 마사지(아들과 부인)

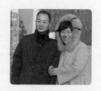

발모 마사지(동생과 함께 번갈아가며)　　　가정 화목

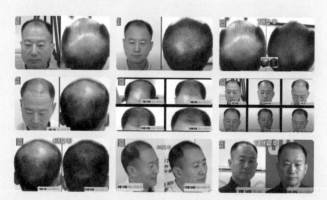

완쾌 시스템으로 11개월째 발모생활과 관리를 받는 중

탈모 면적 85% 이상 발모생활의 사례

탈모 면적 85% 이상을 복구하기 위해서는 70%를 복구할 때의 프로 기술을 넘어선 고등 기술과 발모열정이 필요하다. 고등 기술은 자신의 생존과 치료 수준을 벗어나 전문가 수준이 되어야 가능하다. 다른 사람들의 발모를 돕기 위해 발모 사이트를 운영하고 발모생활을 가이드하고 코칭하는 것이다. 돈을 벌기 위해서가 아니라 자신의 돈을 써가면서라도 탈모인들을 위해 사이트를 운영한다.

탈모 면적 85% 이상 발모생활의 사례

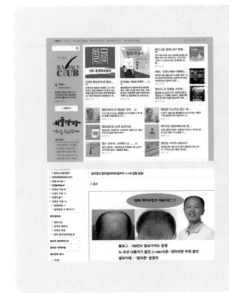

- 탈모 면적 85% 이상, 탈모인 54세 남성
- 직업 : 사회복지사, 컨설턴트
- 개인 블로그 〈100인이 검증한 발모클럽〉 운영
- 발모 카페 〈발모촌〉 운영
- TV조선 〈내 몸 플러스〉 '탈모를 다스리고 있는 내몸지기' 출연
- MBC 다큐스페셜 〈대머리라도 괜찮아〉 출연

발모생활 가이드, 환경 만들기

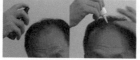

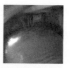

발모 세트 사용　　　발모모자 사용　　　셀프 침 놓기

블로그에　　　　발모 음식 섭취　　지인들에게　　　발모 마사지
발모 가이드 연재　　　　　　　　발모 가이드

탈모 탈출을 위한 방송 출연

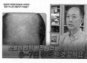

TV조선 〈내 몸 플러스〉 '탈모를 다스리고 있는 내몸지기' 출연(2018년)

MBC 다큐스페셜 〈대머리라도 괜찮아〉 출연(2015년)

저자 이해민 원장과의 인터뷰

발모시대가 오면
무엇이 달라지는가

　지금은 탈모에 대한 부정확한 정보와 오해가 난무하는 시대다. 사람들의 인식도 딱 거기에 멈추어 있다. 그러나 탈모보다는 발모에 집중하고 탈모는 완쾌된다는 것을 점차 인식하게 되면 분명 달라질 수 있다.

　명심하자. 탈모인은 인간이 가진 잠재된 에너지인 '자연치료력'을 살려내는 방법을 배움으로써 발모는 물론 탈모 완쾌에 이를 수 있다. 탈모인은 그동안 늘 탈모인자의 압박을 받으며 공포 속에서 살아왔다. 그러나 유전자 전쟁에서 우성인 발모 유전자가 열성인 탈모 유전자에게 빼앗긴 땅을 되찾을 수 있다는 것, 곧 그것이 발모라는 것을 입증하는 순간 세상은 달라진다.

이것은 탈모인이 탈모 경험을 통해 우성 유전자와 열성 유전자의 싸움에서 이기는 방법을 알게 된 것이고 나아가서는 에너지를 잘 쓰고 분배하는 방법을 배운 것이기 때문이다. 이것은 탈모인뿐 아니라 인류에게도 대단히 놀라운 메시지를 던진다. 물리적 관점에서 현재의 상태를 유지하려는 관성의 법칙과 그 관성력을 깨는 방법을 배운다면 젊고 건강한 사람이 젊음을 더 길게 가져갈 수 있는 힌트를 얻을 수 있으니 말이다.

두뇌에서 발생하는 에너지가 퇴화된 자연발모력을 살려내 머리카락을 나게 하고 탈모 완쾌도 가능하게 했다면, 인체의 다른 부위들도 복원할 수 있지 않을까?

같은 부위의 에너지도 사용 방법에 따라 두뇌를 젊게 유지할 수도 있고 조기에 퇴화시킬 수도 있다. 즉 두뇌를 활성화하여 발모를 촉진하는 열로 쓰거나 두뇌 과열로 뇌를 퇴화시켜 탈모를 만드는 열로 쓰기도 한다. 따라서 나이가 들어도 젊은 두뇌를 유지할 수 있고, 젊더라도 노화된 두뇌를 가질 수 있다는 가설이 생긴다.

유형(보이는 물질)과 무형(보이지 않는 물질)으로 이루어진 인간의 정신과 에너지를 물리적으로 해석하고 사용함으로써 성인병과 노화를 극복할 수 있는데, 그 첫 결과물이 탈모 완쾌다.

인류의 큰 사건 중 하나가 오디오 시대에서 비디오 시대로 넘어오면서의 변화다. 비디오 위주로 생활이 바뀌었을 뿐인데 요즘 아이들은 필자 때보다 얼굴이 작아지고 하체가 길어졌다. 이렇게 짧은 시간 사이에도 인간은 변화했다. 예전에는 70~80세까지 살면 장수한다고 했으나 요즘은 100세가 당연한 시대다. 그래서 탈모시대에 대한 오해가 넓게 퍼져 있지만 이 책이 발모시대를 열 수 있는 끌개가 된다면 변화는 순식간에 일어나리라고 믿는다.

이 책을 읽은 많은 분이 발모를 위해 노력하여 발모시대가 열리면 인간은 무슨 시대에 도전하게 될까? 탈모를 완쾌시켰다는 것은 인체의 힘으로 치료하던 것을 인간의 힘으로 치료할 수 있게 되었다는 의미다. 발모시대가 열리면 이것을 시발점으로 하여 성인병과 노화도 인간의 힘으로 근본적인 치료가 가능한 시대가 열릴 것이다. 이것이 필자의 소망이고 기원이다.

탈모인 체험담

탈모인이 사용한 특정 제품과 약의 명칭은 이니셜로 기재하였습니다.

부록 1

탈모인 수기

34세 남자, M 자 탈모(면적 20%)

탈모라는 게 정말 몸도 마음도 점차 망가뜨리는 병인 것 같습니다. 경제적으로도 부담이 되고요. 그래서 희망에서 점차 절망을 느끼게 되고 어느새 체념하고 받아들이게 되죠. 저도 수많은 시행과 실패를 겪으면서 좌절을 많이 했지만 지금은 탈모를 제가 평생 돌봐야 하는 병이라 여기고 있습니다. 탈모도 꼭 나을 수 있다고 믿고 있으니까요. 탈모가 없었다면 남들처럼 하고 싶은 걸 맘대로 했을 테고, 또 머리카락의 중요성을 몰랐을 테지만, 지금은 한 올 한 올의 소중함을 알고 있습니다. 약의 부작용으로 났던 머리카락이 다시 빠지자 머리카락을 밀고 다니는 게 나을까 싶어 삭발도 하고 다녔습니다. M 치료도 몇 번 받아 보고 클리닉에서 관리도 받아봤는데 별 효과가 없었어요. 장 삿속만 챙기는 걸 보고 이건 아니다 싶어 거금을 들여 가발을 맞춰서 약 7개월간 쓰고 다녔습니다. 외관상으로는 나아졌지만 불편하고 게다가 땀을 많이 흘리면 떨어지더라고요. 머리도 많이 간지럽고 힘들어서 과감히 다시 머리카락을 삭발하고 모자를 쓰고 다니게 됐습니다.

탈모가 생기면서부터 머리 얘기가 나오거나 사람들 앞에 나설 때 당당히 모자를 벗지 못하는 제 모습이 초라해지는 것을 느낍니다. 명절날에도 친척들 보기가 창피해서 피하게 되고요. 사랑하는 가족과 여친 이외에는 모자를 쓰지 않으면 만나지도 않으려고 합니다. 지금은 어느 정도 부작용은 감수하고 약으로 남은 머리 지키고 있습니다. 어느 정도 발모 효과를 본 상태에서 새로운 획기적인 치료법이 나오길 기대하는 상황입니다.

그래서 여기저기 귀동냥으로 듣고 또 제 예전 경험을 보태서 약과 함께 부작용을 줄일 다른 보조제를 복용하고 있습니다. 검은콩과 깨가 좋다고 해서 직접 여러 가지 곡물을 구입해서 선식으로 만들어 먹고 있습니다. J 제품이 이벤트를 시작하여 그 후에 직접 구입해서 일 년 정도 썼는데 지금은 그냥 일반 샴푸를 쓰고 있습니다. 머리에 열이 많은 사람은 두피 사혈이 좋다기에 두 번 정도 집에서 군데군데 사혈을 해봤는데 아직 효과는 모르겠네요. 운동을 규칙적으로 하고 있습니다.

음식 섭취를 잘하고 긍정적인 사고를 가지려고 애쓰는 편입니다. 하지만 화가 자꾸 치솟는데 맘껏 표현하지 못하는 소심한 성격이라 얼마 전에 화병을 얻어 치료도 받았습니다.

신장이 모발을 주관한다는 말을 들었는데 그래서 탈모가 왔나 하는 생각도 해봅니다. 유전적으로 할아버지가 탈모였구요. 어쨌든 저로서는 절박한 심정으로 올리는 글입니다.

45세 남자, 정수리 탈모(면적 30%)

2002년경 머리카락이 왕창 빠지는 걸 느끼고 병원에 갔더니 스트레스성 탈모라고 하더군요. 그래서 D라는 바르는 약과 이름 모를 먹는 약을 처방받았습니다.

병장이 되어서야 심각성을 깨닫고 M 제품을 바르기 시작했습니다. 6개월 이상 발랐더니 이마 M 자 부위는 변화가 없었지만 정수리 부위가 눈에 띄게 좋아지더군요. 제대 후에도 꾸준히 사용했는데 갑자기 주체 못할 정도로 빠져버렸습니다. 쉐딩 현상이라 여겼지만 오래 사용하면 그런 현상이 나타난다는 것을 알게 되었습니다. 그래서 병원에 갔더니 모발이식을 권하더군요. 그길로 나와서 가발을 맞추고 몇 개월 쓰고 다녔습니다. PR과 M을 동시에 사용했고요. 5개월쯤 지나니 눈에 띄게 다시 좋아지던군요. 그렇게 9개월가량 복용하고 발랐던 것 같습니다. 이마 M 자 부위에는 별 효과가 없었지만 정수리랑 다른 부위는 거의 정상일 정도로 돌아왔습니다. 하지만 그것도 오래가진 않았어요.

약 부작용으로 몸이 너무 피곤하고요. 간에 무리가 갔는지 간 수치도 높게 나왔습니다. 다른 사람들 말처럼 발기 기능도 떨어지는 느낌이었구요. M 제품은 두피에 약간의 트러블을 일으켰습니다. 어느새 약을 먹고 발라도 다시 한 움큼씩 빠지더군요. 메조테라피 주사를 권하였기에 1회에 10만 원이었지만 지푸라기라도 잡는 심정으로 몇 번 맞았습니다. 머리카락에 어느 정도 힘이 생기고 탈모량이 좀 줄어드는 걸 느꼈습니다. 관리실도 찾아가서 2개월 정도 관리를 받았습니다. 거기서 권한 N 샴푸 시리즈와 T를 3개월 정도 사용했고요. 발모는 모르겠지만 탈모는 어느 정도 감소한 것을 느꼈습니다.

그러던 중 J 카페에서 이벤트로 당첨된 제품을 접했습니다 처음에 무료로 사용하다 유료로 바뀐 후에도 일 년 정도 사용했고요. 샴푸랑 토닉을요. 솜털이 약간 올라오고 처음엔 모발에 힘이 생기는 듯했습니다. 검은콩·검은깨·녹차·솔잎 등을 섞어서 만든 환을 먹기도 했습니다 나중에 제가 직접 선식을 만들어 먹게 되었고요. J 제품을 끊고 나서는 모발이식을 계획하고 마지막으로 치료해보자 하는 심정으로 다시 PR을 복용하기 시작했습니다. 부작용을 막기 위해 MS를 함께 복용하고 오메가3와 오메가6도 함께 복용했습니다. M도 다시 시작했고요. 몇 번의 실패가 있었지만 이번에도 역시 잘자라 주었고요. 거의 다 빠져버렸던 머리카락이 어느 정도 다시 생겼습니다.

원장님께 7개월가량 치료를 받으면서 가장 눈에 띄게 달라진 점은 어떤 치료를 해도 효과가 없었던 M 자 라인에 조금씩 변화가 보이기 시작했을 뿐만 아니라 탈모량이 눈에 띄게 줄어든 것입니다. 설사도 줄어들었구요.

👤

3개월간 6명의 발모 변화 비교
(11월 1일～1월 15일)

발모는 정직하다.

나와 모든 동호인들이 눈으로 확인한다.

발모기술력은 노력한 만큼 성과가 나타난다.

3개월의 효과 반응 차이는 매우 크다.

말을 물가로 데려갈 수는 있어도 물을 먹이지는 못한다고 하듯이, 탈모인들에게 발모는 시킬 수 있어도 탈모 완쾌는 탈모인의 몫이다. 탈모인들의 발모기술이 좋아져서 완쾌하는 날이 하루빨리 오길 바라며 6명의 3개월간의 치료 결과를 비교할 수 있도록 사진을 공개한다.

3개월간 6명의 발모 변화 비교

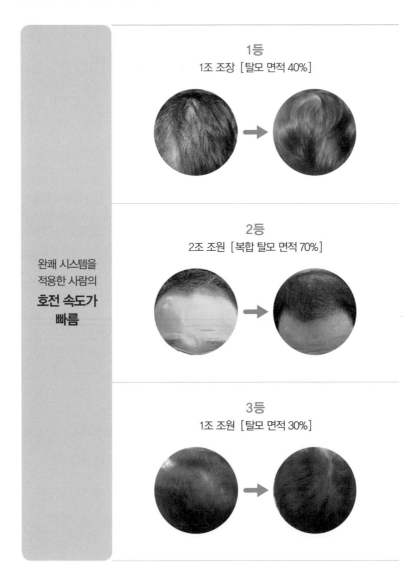

완쾌 시스템을
적용한 사람의
**호전 속도가
빠름**

1등
1조 조장 [탈모 면적 40%]

2등
2조 조원 [복합 탈모 면적 70%]

3등
1조 조원 [탈모 면적 30%]

완쾌 시스템을
적용하지
않은 사람은
**호전 속도가
느림**

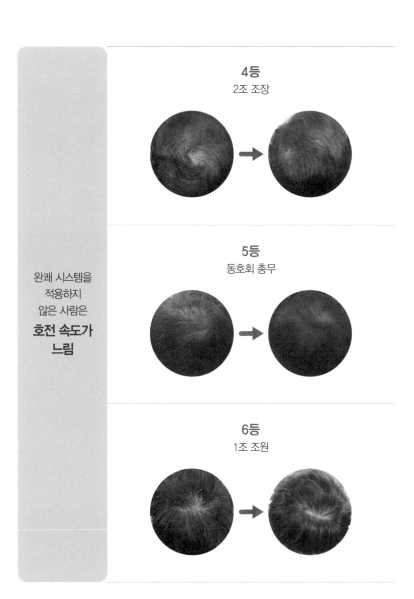

4등
2조 조장

5등
동호회 총무

6등
1조 조원

탈모와의 전쟁에서
반드시 이기는 최강의 발모법

발모의 기술

초판 1쇄 인쇄 2021년 7월 1일
초판 1쇄 발행 2021년 7월 5일

지은이 이해민
펴낸이 남규홍
펴낸곳 도서출판 서촌

출판등록 2021년 3월 8일 제 2021-000023호
주 소 서울시 양천구 목동동로 233 한국방송회관 12층
대표전화·팩스 02-2646-2404
이메일 chonjangent@naver.com

유튜브 탈모촌
        촌장엔터테인먼트TV
탈모촌 홈페이지 talmochon.com

ISBN 979-11-974818-0-2   13510